融合型·新形态教材
复旦学前云平台 fudanxueqian.com

幼儿保育专业系列教材

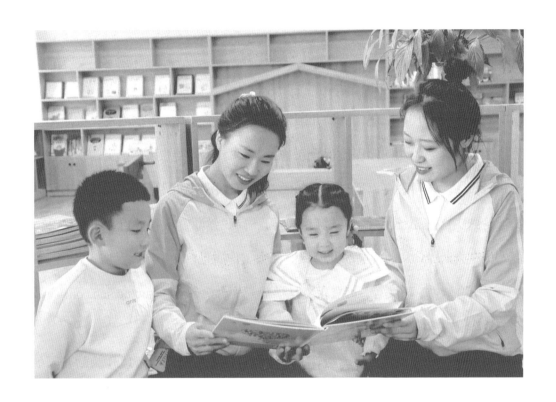

幼儿园保健保育工作指导

YOUERYUAN BAOJIAN BAOYU GONGZUO ZHIDAO

主　编　张　欣

副主编　王燕华　叶　婷

编　者（按姓氏笔画排序）

王亦菡　王　怡　王　娜　王燕华　牛　倩

艾依古丽　叶　婷　白　洁　吕冰瑶　朱天涛

闫述宁　孙　佳　李红丽　李佩芬　杨羽洁

杨曼华　张　丹　张　欣　范　嘉　周纯洁

段晶晶　钱　丽　高淑萍

复旦大学出版社

内容简介

本书聚焦国家政策法规，从幼儿园保健保育工作的实际需求出发，按照模块的编写体例详细介绍了幼儿园保健保育工作及具体操作流程，具有一定的系统性、实操性和时代性。学习者可以通过扫码随时查看实操视频和配套的实战演练习题，得到从理论到实操的系统指导。通过自我学习、自我诊断、自我评价，不断提升保健保育人员专业素养，从而提高幼儿园保健保育工作质量。

本书配有课件、教案等，可登录复旦学前云平台(www.fudanxueqian.com)下载。课件、教案仅供教师参考。

本书可作为幼儿保育、学前教育、早期教育专业教材，也可以作为幼儿园保育师培训教材。本书对于全面理解新时代幼儿园保健保育工作的内涵，促进幼儿心理、生理和社会的全面发展，提升职前和职后保健保育人员专业素养，提高幼儿园保健保育教育工作质量具有重要的指导作用。

复旦学前云平台
数字化教学支持说明

　　为提高教学服务水平，促进课程立体化建设，复旦大学出版社学前教育分社建设了"复旦学前云平台"，为师生提供丰富的课程配套资源，可通过"电脑端"和"手机端"查看、获取。

【电脑端】

　　电脑端资源包括 PPT 课件、电子教案、习题答案、课程大纲、音频、视频等内容。可登录"复旦学前云平台"www.fudanxueqian.com 浏览、下载。

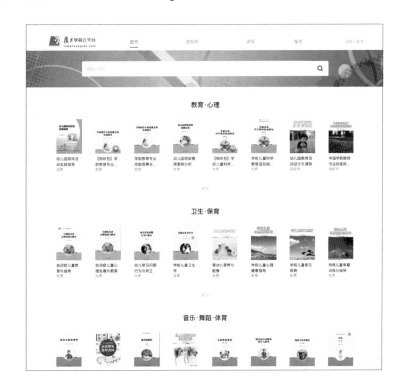

Step 1　登录网站"复旦学前云平台"www.fudanxueqian.com，点击右上角"登录 /注册"，使用手机号注册。

Step 2　在"搜索"栏输入相关书名，找到该书，点击进入。

Step 3　点击【配套资源】中的"下载"（首次使用需输入教师信息），即可下载。音频、视频内容可通过搜索该书【视听包】在线浏览。

【手机端】

PPT 课件、音视频、阅读材料：用微信扫描书中二维码即可浏览。

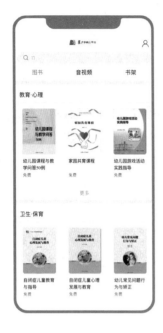 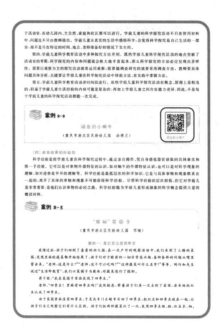 扫码浏览 ➡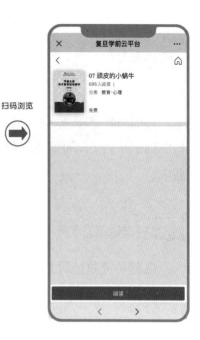

【更多相关资源】

　　更多资源，如专家文章、活动设计案例、绘本阅读、环境创设、图书信息等，可关注"幼师宝"微信公众号，搜索、查阅。

　　平台技术支持热线：029-68518879。

"幼师宝"微信公众号

【本书配套资源说明】

　　1. 刮开书后封底二维码的遮盖涂层。

　　2. 使用手机微信扫描二维码，根据提示注册登录后，完成本书配套在线资源激活。

　　3. 本书配套的资源可以在手机端使用，也可以在电脑端用刮码激活时绑定的手机号登录使用。

　　4. 如您的身份是教师，需要对学生使用本书的配套资料情况进行后台数据查看、监督学生学习情况，我们提供配套教师端服务，有需要的老师请登录复旦学前云平台官方网址：www.fudanxueqian.com，进入"教师监控端申请入口"提交相关资料后申请开通。

前 言

2021 年 8 月，教育部等五部门印发《关于全面加强和改进新时代学校卫生与健康教育工作的意见》指出："加强新时代学校和幼儿园卫生与健康教育工作，是全面推进健康中国建设的重要基础，是加快推进教育现代化、建设高质量教育体系和建成教育强国的重要任务，是大力发展素质教育、促进学生全面发展的重要举措。"幼儿园作为对学龄前幼儿实施保育和教育的机构，应该从实现"幼有所育"、建设"教育强国"的战略任务出发，坚持"保教并重、保育为先"的原则，严格执行《托儿所幼儿园卫生保健管理办法》，落实《幼儿园工作规程》，提升保育和卫生保健工作质量，促进幼儿身心健康。专业的事需要专业的人来做，鉴于幼儿园保健保育工作的重要性，教育部及时调整专业设置，新开设幼儿保育专业并加快培养婴幼儿照护相关专业人才，专门从事幼儿保健保育工作。针对幼儿保育专业人才培养以创新性和应用性为重点，实现课程方案和职业相关标准的高效衔接，本书的编写也体现了幼儿保育专业的课程内容设置与保育师①资格证的考试相融合，即课-岗-证融合，从而体现学历教育与职业技能标准的高效衔接。

本书立足国家政策法规，从幼儿保育专业人才培养模式改革、幼儿教师职业发展路径和幼儿园保育工作中存在的现实问题三个视角出发，回答了幼儿园保健保育工作"是什么""为什么""干什么""怎么干"

---

① 人力资源和社会保障部. 关于颁布网约配送员等 18 个国家职业技能标准的通知：人社厅发〔2021〕92 号［A/OL］. (2021 - 12 - 02) ［2023 - 03 - 22］. http：//www. mohrss. gov. cn/xxgk2020/fdzdgknr/qt/fzcwjxx/202112/t20211227_431321. html.

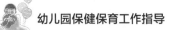

的问题,以期成为幼儿保育专业学生和幼儿园新入职教师的培养教材。本书在编写过程中突出以下五个方面特点:

一是思政性。党的二十大报告明确提出,要落实立德树人根本任务,培养德智体美劳全面发展的社会主义建设者和接班人。本书充分挖掘幼儿园保健保育工作的思政元素,比如将爱岗敬业、关心爱护幼儿、言行雅正等融入书中,充分发挥课程思政的育人功能,将保健保育工作与立德树人的根本任务,与新时代幼儿园教师十项行为准则,与社会主义核心价值观有效融合,让学习者不仅能在理论知识和实操上有所收获,而且能在思想道德上浸润滋养,在工作中落实以德为先、以幼儿为本、爱岗敬业的专业精神。

二是系统性。幼儿园保健保育工作是一项基础、全面和系统的工作,需要班级保教人员协同配合完成。本书从宏观到微观,分层次从保健、保育、卫生消毒、营养膳食与管理、常见疾病预防及控制、意外伤害事故处置六个方面系统阐述,渗透了健康教育、健康管理、体格锻炼、生活中的保育、教育中的保育、进餐习惯等内容,体现新时代幼儿园保健保育工作中生理、心理和社会性三方面的有机统一。

三是实操性。幼儿园保健保育工作是一项操作性很强的工作,为了让学习者理论与实践相结合,尽快"上手",本书提供了大量一线案例,将具体工作流程化,并配有视频二维码,学习者扫码即可身临其境观看操作过程。同时内容体系与《保育师国家职业技能标准》相挂钩,配有"实战演练"习题,与幼儿保育"1+X"证书背景下课程体系的构建密切衔接。

四是评价性。评价是对保健保育工作的过程、质量、现状或潜在的价值做出判断的活动。各项保健保育工作内容由于时间、性质和特点不同,采取的评价方式也有所不同。本书全书贯穿了评价的理念和方法,采用了过程性评价、终结性评价或诊断性评价,让学习者明确学习目标,自我诊断、自我提升。

五是时代性。教材是时代的产物,要与时俱进。本书的编写衔接了教育部印发的《职业教育专业目录(2021年)》中"撤销中职学前教育专业,引导有关学校转设幼儿保育专业"的专业调整,以及人社部颁布的《保育师国家职业技能标准》(2021年明确将"保育员"改为"保育师",增加了二级/技师和一级/高级技师两个职业技能等级),落实《学校新型冠状病毒感染防控工作方案》中疫情防控的相关要求,体现了《幼儿园保育教育质量评估指南》中"保育与安全"的考核要点。

本书编写模式按照总—分的结构,分为总述、保健工作、保育工作、卫生消毒工作、营养膳食与管理工作、常见疾病预防及控制、意外伤害事故处置七个模块。每个模块的内容按照【模块导读】—【学习目标】—【内容结构】—【情境导入】—【正文】—【实战演练】的结构编写,并设置了"资料卡片""案例分析""教学案例"等板块,以"流程图"的方式梳理具体工作,为学习者提供实操"线路图",具体流程可以参阅复旦大学出版社出版的《幼儿园工作流程图解》(第二版)。教材简洁明了、脉络清晰,具有很强的指导性和可操作性。

本书主编张欣曾任宁夏幼儿师范高等专科学校副校长、培训中心主任,后任银川市第一幼儿园党总支书记、园长,在幼儿园长达14年的工作实践中,面对新时代学前教育改革过程中,幼儿园集团化办园中保教人员保育水平和中高职人才培养过程中的短板,立足实际,从2020年开始就组织集团人员编写《幼儿园保健保育工作指导》,旨在让学习者熟悉幼儿园保健保育工作的内容、流程和要求,高标准、严要求落实保健保育工作,为幼儿提供一个安全、卫生、温馨的学习和生活环境。

参加本书的编写人员有:王燕华、张丹(模块一 幼儿园保健保育工作总述);叶婷、杨曼华(模块二 幼儿园保健工作);李佩芬、范嘉、孙佳、段晶晶、白洁(模块三 幼儿园保育工作);王燕华、张丹、李红丽(模块四 幼儿园卫生消毒工作);吕冰瑶、周纯洁、王娜(模块五 幼儿营养膳食与管理工作);牛倩、朱天涛(模块六 幼儿常见疾病预防及控制);艾依古丽、高淑萍(模块七 幼儿园意外伤害事故处置);杨羽洁、钱丽、王怡(录制视频人员);闫述宁、王亦菡(视频剪辑及信息技术处理人员)。全书由张欣、王燕华、叶婷负责统稿。

由于编者的水平和资源有限,难免存在不足,诚恳希望广大读者在使用中提出宝贵意见。

编 者

目 录

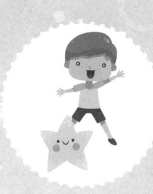

模块一

幼儿园保健保育工作总述

>> 模块导读

　　办好学前教育,不仅关乎亿万儿童的健康成长和社会的和谐稳定,也是未来党和国家教育事业的重要任务。幼儿园是对学龄前儿童实施保育和教育的机构,保教人员保育水平的高低直接关系到幼儿的身心健康和幼儿园的办园质量。因此,幼教工作者需将遵守《幼儿园教师职业道德规范》及《新时代幼儿园教师职业行为十项准则》放在首位,肩负起推动幼儿园教育高质量发展的时代重任。本模块属于提纲挈领的内容:任务一从保健保育工作的内涵及意义出发,从词源与内涵上寻找保健与保育工作的重要地位,从目标和内容上寻找二者之间的联系与不同;任务二以幼儿身心发展为中心,讨论保健保育工作的原则和基本特点;任务三从生理、心理与社会三个方面概述保健保育工作的内容,并系统地介绍保健保育工作评价的作用、范围与方法。

>> 学习目标

1. 理解保健保育工作的内涵、意义和原则。
2. 掌握保健保育工作的特点和具体内容。
3. 科学认识幼儿园保健保育工作,树立正确的教师职业道德观。

>> 内容结构

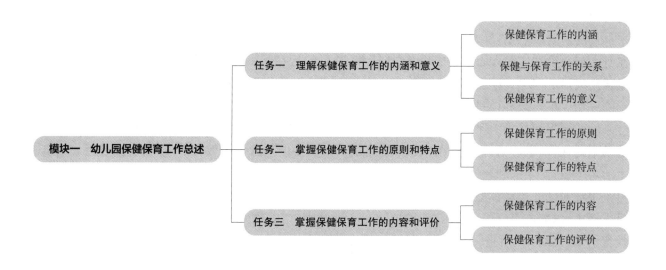

» 情境导入

新学期,小狮子幼儿园新招聘了一批应届毕业生担任保教人员,于是教研室开展了新入职教师培训,其中包括幼儿园一日保健保育的内容、幼儿园保育师职责、幼儿保健知识常识。

你认为该园设计的新入职教师培训内容全面吗? 新入职教师还需要了解幼儿园保健保育工作的哪些内容呢?

任务一 理解保健保育工作的内涵和意义

幼儿园保健保育工作是幼儿园教育工作实施的基础内容,为了系统全面地了解这项工作的内涵及意义,我们需要从其内涵出发,了解保健保育工作的内在联系与工作意义。

一、保健保育工作的内涵

1. 幼儿园保健工作

保健是为保持和增进人们的身心健康而采取的有效措施,包括预防由工作、生活、环境等引起的各种精神疾病或由精神因素引起的各种躯体疾病的发生。虽不能直接提高个体的心理健康水平,但能预防个体不健康心理和行为的发生。《教育管理辞典》提到,对"幼儿卫生保健"的理解是"对幼儿个人及集体采取的医疗保健与卫生防疫相结合的措施"。[①]《托儿所幼儿园卫生保健工作规范》指出,保健工作就是以贯彻预防为主、保教结合的工作方针,为儿童的集体生活创造良好的环境,预防控制传染病,降低常见病的发病率,培养健康的生活习惯,保障儿童身心健康的所有工作的总和,包含生理、心理、社会三方面。生理方面包括预防疾病,加强营养和锻炼,使幼儿有健康的体魄;心理方面是指培养幼儿积极健康的情绪情感;社会方面是指幼儿社会性培养,包括幼儿探索环境、适应社会以及人际交往的能力,使幼儿不仅有与他人交往的勇气,同时掌握与他人交往的技巧。

由此可以看出,幼儿园保健工作可定义为以预防和健康管理为主,遵循幼儿身心发展规律,以保障幼儿身心健康为目的,采用预防、教育和管理等一系列措施的总和。

2. 幼儿园保育工作

保育是指人类对生存环境的管理,以获得现代人类最大永续的福祉,并维持环境潜能去符合未来世代的需要及愿望。《人口大辞典》指出,"保育"是指成人(家长或保育人员)精心照管儿童,使之在身心与环境适应等方面健康成长,包括抚养,其目的旨在帮助儿童获得良好的发育,逐渐提高儿童独立生活的能力。中国台湾学界普遍认为"保育"是指幼儿身心尚未成熟,不能独立生活,成人给予的一切保护与教养,使其身心发展健全,奠定未来做人处事的良好基础,成为国家的好公民。

幼儿园保育是指为保护幼儿健康、增强其体质、促进其生长发育而进行的各种活动,包括生活活动中的保育、学习活动中的保育及环境中的保育,其中既包含健康教育的成分,又涉及膳食营养、生活环境设计、疾病和意外事故预防、一日生活安排、体格锻炼等内容。新时代幼儿园保育工作不再是单纯对幼儿生命体的抚育和生活的照顾,更重要的是遵循保教结合原则,将幼儿教育融合到一日生活中,以养成良好的生活习惯、维护幼儿心理健康、培养幼儿社会性发展为目的开展的一系列教育活动。《幼儿园工作规程》第五条详细地规定了幼儿园保育和教育的主要目标,见知识卡片。

---

① 贺晓兴. 教育管理辞典[M]. 2 版. 海口:海南出版社,2002:546.

《幼儿园工作规程》第五条

幼儿园保育和教育的主要目标是:

(一)促进幼儿身体正常发育和机能的协调发展,增强体质,促进心理健康,培养良好的生活习惯、卫生习惯和参加体育活动的兴趣。

(二)发展幼儿智力,培养正确运用感官和运用语言交往的基本能力,增进对环境的认识,培养有益的兴趣和求知欲望,培养初步的动手探究能力。

(三)萌发幼儿爱祖国、爱家乡、爱集体、爱劳动、爱科学的情感,培养诚实、自信、友爱、勇敢、勤学、好问、爱护公物、克服困难、讲礼貌、守纪律等良好的品德行为和习惯,以及活泼开朗的性格。

(四)培养幼儿初步感受美和表现美的情趣和能力。

二、保健与保育工作的关系

保育是保健和教育的结合体。从字面看两者都含有"保",为助力幼儿健康成长,保教人员需厘清保健工作和保育工作的关系。幼儿园保健工作的目标是保障幼儿身体健康,预防传染病及常见病的发生,促进幼儿身体生长发育和心理发展,主要内容包括对幼儿在园期间进行健康检查、健康教育,建立并管理健康档案,采取预防和保健相结合的措施,提高幼儿自我健康管理的意识,主要由保健医负责。幼儿园保育工作的主要内容渗透在一日生活的各个环节,包括晨午检、通风消毒、进餐管理、午睡、盥洗等,还要与教育教学相结合,呵护照料幼儿的一日生活,帮助幼儿养成良好的生活习惯和能力,主要由保育老师负责。

相同点是二者均以促进幼儿身心健康发展为共同目标。不同点在于保健工作侧重于疾病预防和健康管理,而保育工作重在生活渗透和教育融合。

案例分析

案例:早餐时间,小朋友有序入园,教师进行二次晨检,并且指导幼儿放书包、盥洗、喝水、准备进餐。一位教师负责给孩子们盛饭,另一位教师一边巡视纠正幼儿进餐坐姿及礼仪,一边说:"表扬第一组,不挑食,吃饭没有声音,第一个吃完的小朋友,老师奖励他小贴纸。"期间有一位小朋友流鼻血,教师便带去卫生间进行处理,20分钟后幼儿结束用餐,教师开始收拾桌面,清洁地面。

请问教师在幼儿早餐时间的工作中,哪些属于保健工作? 哪些属于保育工作?

分析:案例中教师进行二次晨检以及鼻血处理属于保健工作。对幼儿放书包、盥洗、喝水、进餐的指导,采用表扬的语言、奖励的措施,重申进餐活动的规则,教育幼儿保持良好的进餐习惯属于保育工作。整个工作过程中教师的行为都是为了促进幼儿身心健康发展。

三、保健保育工作的意义

在中国学前教育发展进程中,早在1904年《奏定学堂章程》中就提出了"保育教导幼儿"的保教宗旨。《幼儿园教育指导纲要(试行)》指出:幼儿园必须把保护幼儿的生命和促进幼儿的健康放在工作的首位,幼儿园卫生保健工作是幼儿园工作的重要组成部分,是幼儿园管理的首要任务。幼儿正处在生长发育的关键时期,生长发育迅速但尚未发育完善,可塑性大,易受伤害,且其行为习惯与个性也正在逐步形成的过程中,因此幼儿园保健保育工作的意义主要体现为以下三个方面。

（一）为幼儿提供适宜的成长环境

适宜的环境不仅满足了幼儿成长的重要物质需求,也是幼儿身心健康全面发展的基本条件。幼儿的日常护理在方法上与成年人存在很大差异,因此,保健保育工作必须从幼儿的生理需要出发,根据人体工学,在室内地面、桌椅高度、盥洗室设计、卫生间便池等硬件方面为幼儿提供适宜的物理环境(见图1-1和图1-2)。此外,可以在进餐和午睡环节播放轻音乐,创造适宜的精神环境,让幼儿保持愉悦轻松的状态。从日常环境的创设到幼儿的一日生活管理,皆应遵循幼儿的成长规律,使幼儿的身心健康得到更好的保障。

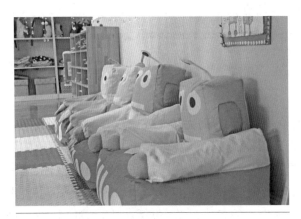 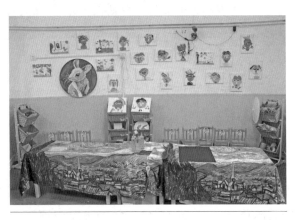

图1-1 教室阅读区环境图　　　　图1-2 教室美工区环境

（二）为幼儿提供科学的成长方案

幼儿园作为专业的幼儿教育机构,保健保育工作必须做到科学有效。为保证幼儿健康,幼儿园会提供一系列卫生保健措施和活动。如从新生入园起,每天进行晨检(见图1-3),为每名幼儿建立健康档案,每学期进行健康体检(见图1-4)、生长发育评价、心理咨询、预防接种、供给营养餐;关注幼儿的生长发育状况,对肥胖、龋齿、近视幼儿进行专业干预。家庭健康教育是非正规的,缺乏组织性、系统性、计划性,同时又时刻影响着幼儿良好生活习惯的养成,因此幼儿园应通过多种途径与家

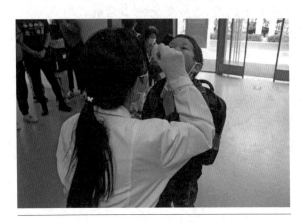 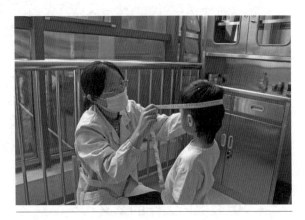

图1-3 入园晨检环节　　　　图1-4 幼儿健康体检

长合作,科学做好幼儿保健保育工作,如开展健康教育讲堂、卫生知识宣传、创设疾病预防宣传栏等,以期获得家长的支持与配合,让家长掌握正确的保育知识和方法。

(三)为幼儿养成良好的生活习惯

好习惯是孩子一生的财富,养成有规律的生活习惯是保障幼儿健康发育的重要措施。幼儿的健康成长是系统的和谐发展,易受多种因素影响。例如,幼儿骨骼尚未骨化完成,若不注意坐立行走的姿势,很容易导致脊柱弯曲变形。一日生活中的保育工作是幼儿养成良好生活习惯和自我管理能力的有效抓手:幼儿进餐、整理个人物品及材料、午睡、盥洗等环节,应做到进餐时坐姿正确、不挑食、细嚼慢咽、不讲话;自己整理书包和穿脱衣服,玩完的材料整理有序归放原位;按时午睡、起床,安静睡眠并自己穿脱衣服;饭前便后正确洗手,饭后漱口、散步等。良好的生活习惯不仅有利于幼儿的身体健康,而且可以帮助幼儿树立自信,大方、勇敢地与人交流沟通,更好地投入学习中,实现个人综合素质的提升和发展。

任务二　掌握保健保育工作的原则和特点

2021 年 10 月,教育部等五部门联合印发了《关于全面加强和改进新时代学校卫生与健康教育工作的意见》,意见将加强学校卫生和健康教育提高到国家战略的高度,凸显了幼儿园卫生保健工作的重要意义。3～6 岁儿童在生理上各器官系统发育不完善、不成熟,在心理上需要强烈的安全感,需要成人协助他们进入社会,增长经验,保护和培养其心理健康向上发展,因此教师必须把握好保健保育工作的原则和特点。

一、保健保育工作的原则

(一)年龄和个体存在差异的原则

儿童的生长发育存在着普遍的规律,在身体发育、情感发展、社会性和认知能力方面有一定的年龄特征,因此,保教人员需要遵循幼儿发展的普遍规律,在疾病预防、生活护理、健康教育等方面提供服务和指导。同时,保教人员应了解每位幼儿在动作、语言、社会性交往等方面的个体差异,分析家庭教养方式对幼儿的影响,因材施教,使每位幼儿都得到适宜的保育,健康地成长。

知识卡片

不同阶段,幼儿园中幼儿桌椅的尺寸也要随之改变:

托班,身高范围:91～102 cm,桌椅高度 37～48 cm,椅子坐高 26 cm

小班,身高范围:91～110 cm,桌椅高度 37～50 cm,椅子坐高 26 cm

中班,身高范围:110～118 cm,桌椅高度 50～52 cm,椅子坐高 28 cm

大班,身高范围:118～126 cm,桌椅高度 52～57 cm,椅子坐高 30 cm

（二）物质与精神环境双向驱动的原则

幼儿园保健保育工作必须重视物质与精神环境的双重创设，发挥环境育人功能。保健保育工作的物质环境，例如幼儿保健室环境（见图1-5）创设要求应符合幼儿的使用需求，整齐美观，其中洁净卫生是基本，服务幼儿是关键，互动学习是目的。幼儿园还要为幼儿提供培养幼儿生活自理能力的设施配备，创设班级主题墙（见图1-6）及活动区域等物质环境。

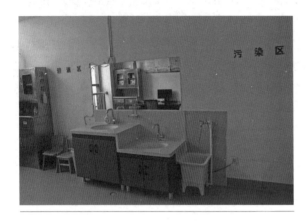

图1-5　幼儿园保健室环境

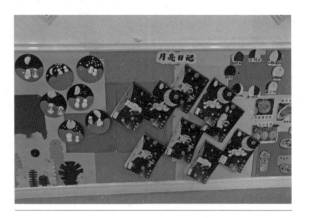

图1-6　班级主题墙

保教人员与幼儿、幼儿与幼儿之间的情感互动是幼儿园精神环境的重要组成部分。保教人员要关心幼儿的心理健康（见图1-7），关注幼儿的情感需要，比如为幼儿记录成长微故事（见图1-8），关注幼儿每一天的进步；在幼儿独立完成一件事时，适时给予肯定和鼓励；保教人员对幼儿的理解和宽容，对幼儿的创造性行为和独特个性的支持，可以使幼儿积累人际交往经验，形成良好的心理素质。

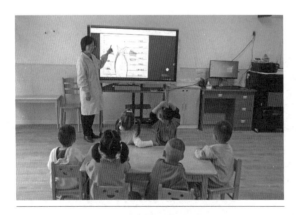

图1-7　幼儿园心理健康教育活动

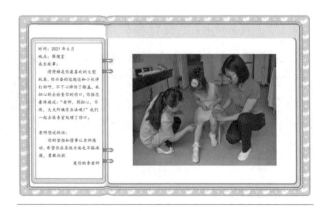

图1-8　幼儿成长微故事

（三）生活和教育相结合的原则

幼儿园保健保育工作是细致全面且与幼儿一日生活分不开的，包括幼儿的营养、睡眠、户外活动、疾病预防、心理健康等。保教人员在掌握幼儿身体、心理发展的基本规律的同时，要将科学的保育理念转化为实际的保育行为，渗透到幼儿一日生活的方方面面。如：规定幼儿来园时间，培养幼儿时间观念，养成遵守作息制度的好习惯；幼儿午睡时养成正确睡姿，不趴着睡，不把头蒙在被子里睡,使幼儿身心得到健康成长。

保育和教育是一个整体,它们相互联系、相互渗透。教师和保育老师的工作应该既有分工,又有合作,做到保中有教、教中有保、保教结合,共同承担起教育幼儿的责任,促进幼儿身心和谐发展。在日常生活中,既要照顾好幼儿的饮食、安全、卫生,还要注意在每日活动中渗透生活常识、生活技能、行为习惯、智力和美感等方面的教育(见图1-9)。

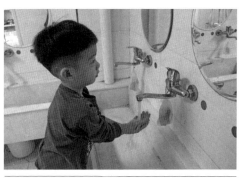

图1-9 幼儿盥洗习惯培养

案例分析

案例:彤彤老师班有些小朋友不爱喝水,老师多次提醒也没有用。一天,游戏活动结束后,彤彤老师有意说:"好渴呀,我要喝口水。"然后走到饮水机旁拿起杯子接水喝。小朋友看老师喝得美滋滋的,问:"老师,水好喝吗?"彤彤老师说:"好喝,不但好喝,而且每人每天必须喝水,不喝水会生病的。"利用此情此景,彤彤老师为小朋友做了喝水好处多的教育,小朋友争先恐后拿起口杯接水喝。随后彤彤老师生成了一节活动:喝水的好处。

案例中教师行为体现了保健保育工作的哪些基本原则?

分析:指导幼儿养成良好的喝水习惯是保育工作的重要内容,面对幼儿不爱喝水的问题,教师及时通过游戏和情绪感染的方式,引发幼儿的关注,并以此为教育目标生成课程,解决了部分幼儿不爱喝水的问题,体现了保教结合的原则。

(四)家与园共同发力的原则

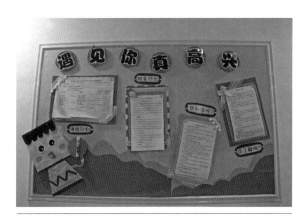

图1-10 家园共育园地

《幼儿园工作规程》指出:幼儿园应主动与幼儿家庭配合,帮助家长创设良好的家庭教育环境,向家长宣传科学养育和教育的知识,共同担负教育幼儿的任务。家庭是幼儿园重要的合作伙伴,家长过多"包办代替"会导致幼儿缺乏自理能力,造成"5+2"(即5天幼儿园教育+2天周末家庭教育)的教育效果大打折扣,影响幼儿健康发展,因此,幼儿园可以通过家长开放日、家长会、家园共育园地(见图1-10)等方式,帮助家长树立科学的保育观,家园携手,相互理解、相互支持、协调一致,促进幼儿全面健康成长。

二、保健保育工作的特点

人体的生长发育从受精卵开始,直到机体成熟,需要二十年的时间,学前儿童正处于生长发育时期,不同年龄阶段各系统、器官、组织具有不同的解剖生理特点,科学有效地实施保健保育工作显得尤为重要,幼儿健康成长、和谐发展是幼儿园保健保育工作的任务与目标。因此,幼儿园保健保育工作具备以下三个特征。

(一)儿童为主,尊重规律

学前儿童的生长发育受遗传、生活、环境、营养、体育锻炼、疾病等因素影响,存在个体差异,保健保育工作必须以儿童为主,尊重儿童因差异而导致的个性化需要、兴趣能力与他人不同。要针对不同的幼儿提出不同的要求,采取不同的方法,并能在原有水平上得到提高与发展,如经过体检体测,对肥胖幼儿进行专业的膳食搭配,使幼儿身体处于正常发育状态。幼儿生长发育是一个分阶段的连续过程,有差异但也存在着一般规律,具有一定的顺序性,其速度呈波浪式,各系统器官发育不平衡。幼儿期是身体生长的关键期,在《新时代幼儿园教师职业行为十项准则》第七条中明确提出教师应遵循幼教规律循序渐进,不得组织有碍幼儿身心健康的活动。因此工作人员必须根据幼儿的年龄特点采取措施,为幼儿提供高质量的生活护理和帮助。

(二)全面多元,培养习惯

幼儿园保健保育工作的关键目的在于帮助幼儿形成各种有利于人、社会和民族的健康行为,自觉抵制各种不健康行为的影响,因此幼儿园保健保育工作必须是全面的、多元的、相融合的。主要体现在生活活动中的保育,即生活护理。包括为幼儿提供科学、平衡的膳食管理,良好饮食习惯的培养,保证幼儿正常的睡眠及照顾幼儿个人清洁卫生等。学习活动中的保育,即根据幼儿生长发育特点和规律,制订和安排好幼儿的一日作息时间,做到动静交替,增进幼儿健康,保持平衡心态。全面多元的保育有助于让幼儿拥有健康行为,例如对幼儿进行体育锻炼、培养幼儿不偏食挑食、喝牛奶等,不仅可以宣传这些习惯给身体带来的益处,还可以组织幼儿每天进行这样的活动从而养成好习惯。又如教学案例"食物的旅行"就是通过故事和图片,让幼儿养成细嚼慢咽的饮食习惯。

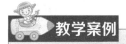 **教学案例**

食物的旅行

设计意图

班级有部分幼儿进餐时存在狼吞虎咽的情况,为了使幼儿进一步了解食物在身体内的消化过程,培养幼儿细嚼慢咽的饮食习惯,因此设计本次活动。

活动目标

1. 认知目标:在观察讨论的过程中,初步了解食物在消化器官里的变化。
2. 技能目标:积极讨论进餐时的安全注意事项,愿意细嚼慢咽。
3. 情感目标:培养细嚼慢咽的饮食习惯。

活动准备

1. 知识经验准备:饮食安全注意事项。
2. 材料准备:故事《食物旅行记》。
3. 环境创设:消化系统各器官图片。

活动过程

一、导入环节

1. 故事直接导入。

教师:今天老师给你们带来了故事《食物旅行记》,请小朋友们认真地听一听,故事中讲了什么?

二、基本环节

1. 听故事,回答问题。

(1)教师:故事的名字是什么?

（2）教师：故事中都有谁？

（3）教师：面条先生第一站去了哪里？……

2. 结合故事内容，引导幼儿初步了解食物在消化器官里的变化。

教师：为什么面条先生在口腔中变成了小碎块了呀？口腔有什么作用呢？我们把食物咽下去之后，食物到了哪里了呀？……

3. 如何合理地促进消化。

教师：吃饱了就可以不吃了，胃里的食物多了会消化不了，容易积食，就会生病。

三、结束环节

教师告诉幼儿保护消化器官的方法。

教师：小朋友们，今天我们学习了消化器官的用处，以后我们要注意，少吃冷、硬的东西，少吃零食，不吃不干净的东西，不能吃得太饱，也不能饿坏了胃，要吃饱早饭，少喝冷饮。

（三）规范操作，有效管理

新时代幼儿园教育对保健保育工作专业化的要求逐步提升，建设专业化和规范化的保教人员队伍，不仅有利于促进幼儿身体健康，还是提高保教人员社会地位的重要途径。幼儿园的保育工作不但要对幼儿饮食、睡眠、盥洗等方面进行照顾，还要注重科学地促进其身心发育、认知发展、个性形成等，因此建立科学制度和流程势在必行，如晨检制度、传染病预防制度、幼儿膳食制定流程、消毒工作流程、一日保育工作流程等。表1-1详细地列出了幼儿园一日生活安排。只有将工作内容和职责规范化、制度化，做到制度先行，操作有法，才能保证保教人员的有效管理以及教育措施的有效开展，促进幼儿个性的发展和社会适应能力的提高。

表1-1 幼儿园一日活动安排建议

	时间	活动类型	内 容
上午	7:30—8:10	来园活动	入园晨检、晨间活动
	8:10—9:00	生活活动	组织幼儿有序进早餐，培养幼儿良好的进餐习惯，餐后游戏、散步，随时满足幼儿喝水、如厕需求。
	9:00—10:00	教育活动	实施集体教育活动；为幼儿提供宽松的活动氛围，提示幼儿保持正确站、坐、走的姿势及用眼卫生
	10:00—10:30	户外早操	做全国幼儿广播体操
	10:30—11:00	户外活动	保证幼儿户外活动时间，做好安全管理工作，根据气温变化和活动量及时提醒幼儿增减衣物；户外活动结束后运动器械及时整理归位
	11:00—11:40	生活活动	餐前指导幼儿认真洗手；组织幼儿有序进午餐；指导幼儿保持良好坐姿，正确使用餐具；餐后散步
下午	12:00—14:30	午睡	保证幼儿午睡时间不少于两小时，睡前指导幼儿有序地脱衣服并整理好放在指定位置，午睡期间安静巡查使幼儿保持正确的睡姿
	14:30—15:00	生活活动	指导幼儿穿衣服；组织幼儿盥洗，给幼儿梳头；组织幼儿进食午点
	15:00—16:00	游戏活动	组织幼儿有序进入活动区；保证幼儿游戏安全，活动结束后指导幼儿有序整理游戏材料

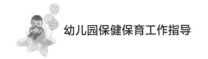

任务三　掌握保健保育工作的内容和评价

传统的保健保育模式重在防治幼儿生理疾病,强调对幼儿供给充足的营养,使之"不得病,睡得安,吃得饱,长得高"。随着保育模式的发展和幼儿保育需求的变化,现代保健保育工作不仅要关注幼儿身体健康,还要关注幼儿的心理健康和社会性发展。因此,保健保育工作要从传统的"保护身体发育"扩展到"促进幼儿心理和社会能力的发展",即实施"生理——心理——社会"的全面保健保育。保健保育工作的评价是对幼儿园保健保育工作的全面审核,是了解保教人员工作情况以及该项工作适宜性、有效性以及提高保教质量的必要手段。

一、保健保育工作的内容

(一) 生理保健保育

注重幼儿的疾病防治和健康促进,加强营养和锻炼,搞好安全保护工作。具体内容包括以下六点。

1. 健康检查及管理

幼儿入园时建立健康档案,每学期为幼儿健康体检一次,掌握幼儿身体发育状况。每日做好晨检和缺勤幼儿追踪,观察幼儿一日精神、食欲、睡眠、活动、大小便情况,安抚生病幼儿情绪;开展以生理、心理和社会适应为内容的健康教育,使幼儿具有一定的健康和卫生知识,改变因不正确的健康和卫生态度形成的卫生习惯,预防各种身心疾病的发生;还要根据幼儿生理特点,制订儿童体格锻炼计划,每学期对幼儿体格发育情况进行评估。

2. 一日生活的保育

幼儿一日生活的保育包含生活活动、学习活动和环境创设。一日生活中需要密切关注幼儿身体状况,正确处理常见病,观察幼儿情绪和行为,指导幼儿各环节活动,包括入园、晨间活动、如厕、盥洗、午睡、离园等。学习活动中应培养良好的学习习惯,培养幼儿的自我保护意识,提高社会适应能力。环境创设中则需要营造安全、卫生、整洁、温馨的环境,让幼儿树立环保意识。

3. 卫生消毒工作

卫生消毒工作是幼儿园保健保育工作的常规和重点,园区环境应以清洁卫生为主,预防性消毒为辅。每天应及时清除园内落叶、积水、污水、污物等,室内地面应每天至少湿式清洁一次;园内公共卫生间、公用垃圾桶应每天清洁和消毒,及时清倒垃圾,避免蚊蝇等病媒生物滋生;室内场所如教室、图书馆、活动室等应每天开窗通风,保持空气流通;日常消毒包括空气、桌面、玩教具、图书、毛巾、口杯等,为幼儿营造一个安全、卫生的环境。

4. 膳食管理工作

膳食管理部门负责为幼儿提供安全、营养、健康的膳食保障,应保证从业人员健康、食材优质、食谱科学合理、烹饪过程营养流失少等。班级保教人员要做好膳食指导以及餐前餐后的消毒与清洁工作,使幼儿养成良好的进餐习惯和光盘行为,必要时鼓励幼儿自主服务,让幼儿体验劳动的意义。

5. 常见病和传染病预防

幼儿园常见病的预防和控制工作要求,首先应建立和完善幼儿园常见病和传染病处理制度、预案及处置流程;其次保教人员需熟悉幼儿各类常见病和传染病病因、症状,懂得初步的护理和预防知识;最后要理解并掌握传染病的特点、发生和流行,才能轻松应对幼儿园各样疾病的出现,保护幼儿的身体健康。

6. 意外伤害事故处理

幼儿园意外伤害事故的处理工作要求建立意外伤害事故应急处理制度、预案及处置流程,同时保教人员需要从理论上了解意外伤害事故的概念、类型、成因,从实践上掌握防控处置策略和急救方法,从态度上树立防范意识,降低幼儿意外伤害事故的发生概率。

(二) 心理保健保育

幼儿心理问题行为不断增加,心理问题已成为家长、幼儿教师乃至全社会日益关注的焦点,也成为现代保育的重要内容。幼儿心理的保育,应注重情感保育,培养幼儿良好的情绪和个性,提高心理健康水平,如安全的需要,爱抚的需要,与同伴交往的需要,被同伴和成人接纳、尊重、认可的需要等。根据《幼儿园教师职业道德规范》第一条及《新时代幼儿园教师职业行为十项准则》第五条的内容,关心热爱幼儿并与幼儿建立和谐的师生关系和同伴关系,帮助幼儿尽快适应幼儿园的生活。下列的案例就体现了教师职业道德对幼儿心理的影响。此外,家长也要配合教师关注幼儿的心理成长,促进亲子间、同伴间的情感交流,多与孩子交流、沟通,让孩子真正从内心感受到家庭和幼儿园都是生活的乐园。

案例分析

案例:秋季开学,张老师担任新小班保育师。班里的甜甜小朋友不会蹲便如厕,经常不能控制自己尿裤子。刚开学时,张老师还比较耐心,并且对孩子这样的状况表示理解。随着时间的推移,甜甜还是没有学会如厕,张老师渐渐失去了耐心,总是大声斥责甜甜,粗鲁地帮她换衣物,并在全班小朋友面前嘲笑甜甜,于是甜甜每天都恐惧上幼儿园,不敢跟幼儿园的任何人讲话。

张老师的行为符合《幼儿园教师职业道德规范》吗? 这样做会对幼儿产生什么样的危害?

分析:新小班幼儿刚开学处于入园适应期,需要教师的爱心帮助,温柔提醒,耐心教导她逐渐建立安全感。第一,案例中张老师对甜甜的呵斥与嘲笑违反了《幼儿园教师职业道德规范》第一条"热爱幼儿,尊重幼儿。关心爱护全体幼儿,尊重幼儿,平等、公正对待幼儿。严禁体罚、变相体罚或讽刺漫骂挖苦幼儿,促进幼儿全面、主动、健康地发展"的内容。第二,这种行为不仅会让甜甜对幼儿园产生恐惧而且伤害了幼儿的自尊心,使幼儿产生羞耻感,还会给其他小朋友错误的行为导向。

(三) 社会性保育

幼儿园社会性保育是指改善幼儿的生活环境,培养幼儿的探索精神和社会适应能力,增进幼儿间的友好交往。幼儿在幼儿园能否心情愉快地生活,也与幼儿自身能否与小朋友建立良好的关系有关。教师要帮助指导幼儿学习与同伴交往、友好相处的社会交往技能,如怎样加入小朋友的游戏,怎样与小朋友协商玩具的使用及合作分享,通过主题墙让幼儿向同伴介绍自己的探究过程及发现等,通过这样的社会性保育,让幼儿喜欢并善于与小朋友交往,这样既培养了幼儿分享与交往的能力,又促进幼儿同伴间的互相学习和经验交流。如下列案例分析中教师为提高幼儿的社会交往能力组织幼儿去菜场买菜的实践活动,提升了幼儿社会交往的能力。

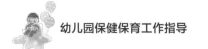

案例分析

案例:春季的某天,某幼儿园的园长和老师带领大班的小朋友到幼儿园附近的菜市场买菜。老师发给每个小朋友2元钱,小朋友们表现得十分兴奋,他们拿着钱询问蔬菜的名称和价格,在这个过程中认识了许多蔬菜,理解了一些抽象的词,比如:贵、便宜、斤、两,体验到了父母赚钱的辛苦。在菜场,小朋友们尽情地与菜农交流,自然、真实地释放着孩子的秉性。当小朋友们带着自己买的水果蔬菜回园时,心中充满了喜悦和成就感。

案例中教师组织的活动提高了幼儿哪些方面的能力?

分析:教师组织社会性活动,开展社会性保育是帮助幼儿提高社会交往能力的重要方法。教师通过组织"买菜"这样的社会性活动,让小朋友体会了社会交往的重要性,小朋友们通过询问菜价、互相交流、购买蔬菜水果的过程,感受到喜悦和成就感。

二、保健保育工作的评价

(一) 保健保育工作评价的作用

对保健保育工作评价是幼儿园目标管理的重要内容,是保证幼儿园保健保育质量的关键,其作用体现在以下三个方面。

1. 检验保健保育工作的计划和方案

评价要通过调查、收集资料、统计分析、对照目标标准进行比较,最后得出比较客观的评价结果,从而可以反映出幼儿园保健保育工作的计划、方案的成功和不足之处。例如可以对照《中国学龄前儿童平衡膳食宝塔》,分析幼儿园食谱制定的优劣,再根据学前儿童生长发育指标,对幼儿身高、体重、血红蛋白指数等分析,得出幼儿园营养教育计划的可行性和需完善之处。

2. 规范保健保育工作的监督和管理

幼儿园评价从评价形式上看一般包括自上而下的监督式评价、同行专家和社会鉴定以及自我评价,保教人员在监督和评价压力之下,必须按照保教目标、工作标准进行规范化操作,管理也避免了降低标准和流于形式的情况,同时也帮助管理者和保教人员及时总结经验、发现问题并纠正。

3. 提供保健保育工作质量的依据和范本

评价的过程和结果分析,可以成为考察一个幼儿园保健保育工作质量的依据,同时通过不断地探索和积累经验,最优的保健保育工作规范可以为其他幼儿园办园提供良好的范本。如省级示范园评定考核中,幼儿园保健保育工作评价是优秀省级示范园验收的重要参考内容,同时也为集团化办园提供了良好的保健保育工作模式。

(二) 保健保育工作评价的范围

1. 保健医健康教育与健康管理的评价

健康教育的评价包括对活动的目标、内容、组织形式、方法及产生影响和效果的评价,产生影响的评价指标中对知识的转变容易达到,而态度上和个人行为的转化是复杂和困难的。终极评价标准在于是否解决了大部分幼儿的健康问题。健康管理的评价包括各种保健资料的存档、保健保育职责的落实等。

2. 保教人员组织幼儿生活活动的评价

这是以幼儿一日生活作息安排为主线,对生活、教育、环境中的保育工作情况进行判断,根据保育师一日工作细则以及幼儿园工作规程,规范一日工作内容,提供科学的工作建议,提出工作要求。一方面对保育人员的工作效果进行客观判断,另一方面对幼儿在园集体生活的质量和社会能力发展的影响进行评价。

3. 保教人员提供健康及环境服务的评价

这是为幼儿提供的一切卫生保健措施以及环境的评价,包括环境卫生消毒工作和膳食工作的领导、管理、组织(如膳食委员会、卫生监督小组),保教人员工作培训,各种制度的制定,各种病症及意外伤害事故的制度、预案及处置流程的规范。环境的评价包括物质环境和精神环境,物质环境包括幼儿园保健保育工作的基本设施及空间条件的使用情况,室内外环境的卫生、消毒、通风、采光、安全状况;精神环境包括教师之间、师幼之间、幼儿之间的相处是否融洽、友爱、温暖,是否有利于幼儿与人交往、互助、合作与分享,能否满足幼儿生活活动的需要,能否因材施教进行个别咨询与辅导,都需要进行反复多次和深入了解才能给出客观适宜的判断。

(三) 保健保育工作评价的方法

1. 绝对评价与相对评价

绝对评价是将评价对象的有关方面与理想标准进行比较和评价。因此,其不针对所有对象制定指标,而是根据需要由专业人员拟定指标,可以成为结果导向的目标,进行园所之间的比较。例如:以《托儿所幼儿园卫生保健工作规范》作为理想目标,评价某幼儿园的卫生保健工作质量;评价幼儿生长发育状况时,使用世界卫生组织推荐的《发育评价图》为理想标准,评价幼儿个体或群体的生长发育水平。

相对评价是将评价对象的有关方面状况与现况标准进行比较或评价,其根据评价对象的整体状况确定标准,然后将单个对象与这个现况标准进行评价,看其是否达到标准的程度或层级。如评价幼儿园健康管理情况,可将被调查幼儿园的健康管理状况与本地区幼儿园的平均情况进行比较。

2. 定性评价与定量评价

定性评价是用简明的文字评语作为各项指标的评级结果,或简单地用一个等级来表示具有多方面内容的现象。如评价某班的保健保育工作时,可评价为教室干净整洁、物品摆放有序、空气清新宜人、幼儿健康少疾。

定量评价是用数字表示评价标准或结果。定量评价的基础与关键是高质量的测量,其评价是对测量结果进行某种价值的判定,如评价幼儿园膳食调查结果时,进行精确的计算、统计,评价实际摄入的各种食物所提供的营养素和热量,是否符合我国儿童膳食营养素参考摄入量和各种营养素之间的合理比例。

3. 自我评价与他人评价

自我评价是指实施评价的主体是自己,对自己的工作作出评价的方法。在对幼儿园保健保育质量或保育师个人工作进行评价时常采用自我评价。为了避免自我评价的盲目性和主观性,可使用外界标准作为参照并加强指导。

他人评价是指由外部人员或本单位其他工作人员对评价对象作出的评判,例如上级部门对幼儿园膳食管理、传染病与常见病的预防、意外事故处置的工作进行评价等。在排除主观偏见和不正之风的情况下,他人评价比自我评价更客观、严格,但缺点在于需要花费较多的人力、时间,进行大量的组织工作和资料整理分析工作。[1]

实际工作中保健保育工作的评价需要根据具体内容渗透不同的评价方式,在学、做、评中客观、真实地记录评价。

---

① 欧新明.学前儿童健康教育[M].北京:教育科学出版社,2003:36-46.

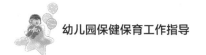

实战演练

一、填空题

1. 在幼儿园保健保育工作中,保健工作与保育工作既有相通又有不同,二者均以_____为共同目标。不同点在于保健工作侧重于_____,而保育工作重在_____。

2. 幼儿园通过多种路径与家长合作,科学做好幼儿保健保育工作,如开展_____等,以期获得家长的支持与配合,让家长掌握正确的_____。

3. 幼儿园保健保育工作的主要内容包括_____、_____、_____。

4. 幼儿园教师在对幼儿进行保健保育工作时,首先要遵守_____及_____。

二、选择题

1. 从广义上讲,保育师的(　　)包括教师的职业道德、职业精神、思想观念、道德品质等,属于意识形态领域的诸多内容。
   A. 职业道德　　　　B. 职业修养　　　　C. 工作　　　　D. 职业要求

2. 教师应把(　　)完美地结合起来,以身作则,行为示范。
   A. 知识与能力　　　B. 态度与能力　　　C. 言传与身教　　　D. 动机与行为

3. 教师要为幼儿创造一个安全、卫生、符合发展需要和(　　)的美好环境。
   A. 美感　　　　　　B. 儿童喜欢　　　　C. 教育要求　　　　D. 自由活动需要

4. 保育师应负责本班房舍、设备、环境的(　　)。
   A. 收拾整理　　　　B. 维修　　　　　　C. 清洁卫生　　　　D. 安全

5. 爱护幼儿是(　　)的前提,只有热爱幼儿,才能真正地了解幼儿,有目的地教育幼儿。
   A. 取得幼儿信任　　B. 教育幼儿　　　　C. 取得工作成果　　D. 保育工作

6. "孟母三迁"的故事告诉我们,(　　)对儿童的发展影响极大。
   A. 环境　　　　　　B. 遗传因素　　　　C. 教育　　　　　　D. 儿童的性格

7. 保育师在医务人员和本班教师的指导下,应严格执行(　　)。
   A. 幼儿园安全卫生保健制度　　　　B. 教学活动的规则
   C. 游戏活动规则　　　　　　　　　D. 本班一日生活安排

8. 作为保育师必须具备两个条件:一是要(　　),二是要有渊博的知识。
   A. 有良好的职业修养　　　　　　　B. 有高尚的职业道德
   C. 有良好的工作态度　　　　　　　D. 有正确的工作方法

9. 以下哪个选项是保健保育工作的评价方法?(　　)
   A. 自我评价与群体评价　　　　　　B. 定性评价与定量评价
   C. 绝对评价与核定评价　　　　　　D. 封闭评价与自由评价

10. 以下哪个是幼儿园保健保育工作的特征?(　　)
   A. 井然有序,保育第一　　　　　　B. 儿童为主,尊重规律
   C. 全面多项,培养惯性　　　　　　D. 有效操作,正确管理

三、判断题

1. 幼儿园应根据儿童不同年龄特点,建立科学、合理的一日生活制度,培养儿童良好的卫生习惯,制订并实施与儿童生理特点相适应的体格锻炼计划。　　　　　　　　　　　　　　　(　　)

2. 幼儿园保健工作与保育工作就是照顾幼儿的生活起居安全卫生。　　　　　　　　　(　　)

3. 幼儿园保健保育工作是幼儿园单方面对幼儿实施的保育,与家庭无关。　　　　　　(　　)

4. 只要保育师像母亲一样热爱孩子就一定能做好保育工作。　　　　　　　　　　　　(　　)

5. 保育师在施教过程中应加强与家长的交流与沟通。 （　　）

四、论述题

地点:寝室　　　　时间:中午睡觉

场景:中午12:00,保育师在寝室门口组织幼儿排队:"请上完厕所的小朋友到这边安静地排好队。"然后保育师逐一摸幼儿的额头、颌下和腮部,检查幼儿有无身体不适,同时幼儿安静地进入寝室。幼儿进入寝室后,保育师请小朋友安静躺下,并盖好被子,等幼儿基本入睡后保育师就拿起一本书,坐在一位幼儿的床边看。有的幼儿出现了不正确的睡姿如缩成一团、蒙头睡等,有的幼儿还从衣兜里掏出小铃铛和钥匙扣玩,发出了响声,惊动了保育师,保育师快速来到幼儿身边,没收了幼儿的小玩具,并批评幼儿:"让你睡觉不好好睡,一会不给你吃午点。"然后保育师回到座位上继续看书。下午2:00,幼儿起床时间到了,保育师对幼儿说:"小朋友起床啦,请先穿好衣服,离开寝室。"保育师催促剩下的幼儿离开寝室后,自己也跟着离开了寝室,寝室内多个床铺没有整理好。

请找出保育师在午睡工作中出现的工作失误,并论述相应的正确做法,谈谈应如何做好幼儿午睡环节的保育工作。

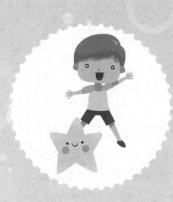

模块二

幼儿园保健工作

模块导读

　　教育部等五部门联合印发了《关于全面加强和改进新时代学校卫生与健康教育工作的意见》，指出加强新时代学校和幼儿园卫生与保健工作的重要意义，将加强学校卫生保健工作提高到了国家战略的高度。本模块聚焦于幼儿园保健工作的三个关键词：幼儿园保健工作、幼儿健康教育及幼儿园健康管理。任务一从幼儿园保健工作的内涵出发，明晰了幼儿园保健工作的定义、内容及保健人员职责。任务二聚焦幼儿园健康教育，不仅指明了幼儿园健康教育的目标和内容，还通过详细的教学案例介绍了幼儿园健康教育的实施路径。任务三系统介绍了幼儿园健康管理的内容与方法，主要包含幼儿健康体检、幼儿体格锻炼以及保健资料管理三个方面。

学习目标

1. 了解幼儿园保健工作的定义、内容及保健人员的工作职责。
2. 掌握幼儿健康教育的目标、内容及组织策略，知道幼儿健康管理的内容及幼儿园保健信息的管理。
3. 正确认识幼儿园保健工作的意义，严谨治学、保教并重。

内容结构

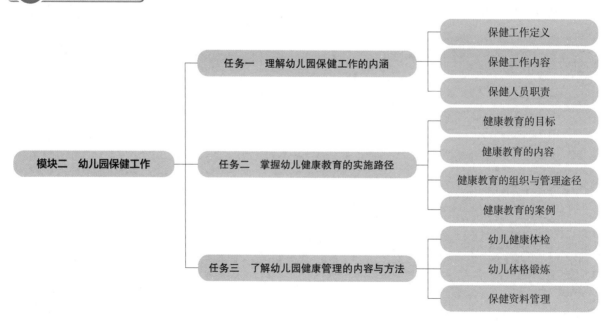

　　星期三下午,小狮子幼儿园的保健医生以爱耳日为契机,在中三班开展了"爱耳知识进课堂"宣讲活动。

　　保健医生借助生动、有趣的视频引入活动内容,通过猜谜语激发幼儿认识和了解耳朵的兴趣。通过观察学习,孩子们初步了解了耳朵的位置、外形特征和作用,还掌握了保护耳朵的小妙招,孩子们学习投入、热情十足。

　　这是幼儿园保健人员对幼儿进行健康教育的一个案例,除了健康教育,你认为幼儿园保健工作还包含哪些方面呢? 保健人员的工作职责还应包含哪些内容?

任务一　理解幼儿园保健工作的内涵

　　保健工作在为幼儿创造良好的生活环境、预防控制传染病、降低常见病的发病率、培养健康的生活习惯等方面发挥了重要的保障作用。本任务从保健工作定义、工作内容、人员职责三个方面进行介绍。

一、保健工作定义

　　幼儿园保健工作是指在幼儿园期间对幼儿个人及集体所采取的预防和保健相结合的综合性措施,以此达到预防疾病、促进和保护幼儿身心健康的目的[①]。

二、保健工作内容

　　《托儿所幼儿园卫生保健工作规范》(以下简称《工作规范》)中对幼儿园的卫生保健的主要内容也进行了划分,《工作规范》中明确将幼儿园卫生保健工作内容划分为十大项,主要包括幼儿一日生活的安排、儿童营养膳食、幼儿体格锻炼、健康检查、卫生消毒、传染病预防及控制、常见病预防和管理、预防伤害、健康教育和信息收集。

　　本模块限于篇幅,主要说明保健人员工作及幼儿园保健室设施设备,幼儿健康教育、幼儿园健康管理。因疾病预防另成一模块,所以幼儿园健康管理主要集中说明幼儿健康体检、幼儿体格锻炼及保健资料管理。

三、保健人员职责

　　幼儿园保健人员作为幼儿园卫生保健工作的直接负责人,工作要求高、内容繁杂、涉及面广,其专业素质的高低直接关系到幼儿园卫生保健工作的质量及幼儿的身心健康发展水平。幼儿园卫生保健人员包括医师、护士和保健员三类人员。在托幼机构卫生室工作的医师和护士,应该要取得由卫生行政部门颁发的《医师执业证书》和《护士执业证书》。在托幼机构的保健室工作的保健员学历要在高中毕业以上,并通过当地妇幼保健机构的卫生保健专业知识培训。

　　幼儿园卫生保健人员的定义为:取得《医师执业证书》的医师、取得《护士执业证书》的护士、通过当地妇幼保健机构卫生保健专业知识培训的高中毕业以上学历的保健员,在幼儿园卫生室或保健室工作;能够贯彻国家的教育方针,品德良好,对教育事业热爱,对幼儿尊重和爱护,为人师表,身心健康,忠于职守;具有幼儿园卫生保健基础知识,并掌握卫生消毒、传染病预防管理、营养膳食管

---

① 佚名.托儿所幼儿园卫生保健工作规范.中国妇幼卫生杂志,2012,3(5):18.

理等相关技能,具有卫生保健宣传和指导能力的人员就称为幼儿园卫生保健人员[①]。他们既是卫生保健的提供者、健康教育者,也是幼儿的健康服务管理者。

一般来说,幼儿园保健医生的工作职责有以下十项:

(1)根据卫生部门的要求与幼儿园卫生管理的有关规定,制订幼儿园的卫生保健工作计划并健全幼儿园内各项卫生保健制度。协助园长组织实施有关卫生保健方面的法规、规章制度,并监督执行。

(2)执行"预防为主"的方针,认真做好每天的晨检、午查,做到"一摸""二看""三问""四查"(在疫情防控常态化背景下,做到"一看""二摸""三问""四查")。发现疑似传染病症状的患儿,及时隔离,做好消毒、传报、登记工作。

(3)密切与当地卫生保健机构联系,及时做好计划免疫和疾病防治等工作,填好预防接种卡,避免漏种或复种。

(4)负责督促各班做好卫生保健、消毒隔离及环境卫生工作,定期进行全园的卫生保健、消毒、环境卫生的检查,做好分析评比工作。

(5)建立幼儿健康检查制度和幼儿健康档案。定期测量幼儿的身高、体重、视力等,进行登记、分析、评价,及时向家长反馈结果。注意幼儿口腔卫生,保护幼儿视力。

(6)负责登记各项保健资料,每周定期向园领导汇报全园卫生保健工作情况,每月统计各班幼儿的发病率。

(7)采取多种形式向全园工作人员、幼儿和家长宣传卫生保健常识。

(8)正确处理幼儿常见病,做好意外事故的急救。

(9)参与膳食管理,在业务上指导儿童膳食营养卫生,协助膳食管理人员制定每周食谱。开展营养膳食调查,检查和监督食品卫生,食材检测,餐具消毒及饮食人员健康登记。

(10)负责药品器械保管、登记、使用,管理好隔离室的财产物品,诊治和护理好隔离室患儿,认真做好消毒隔离,避免医源性感染。

此外,为了便于学习者学习,另附保健人员学期工作流程供参考(见图2-1)。

保健室取得资质应该达到的标准

按照《托儿所幼儿园卫生保健管理办法》要求,设立保健室或卫生室,其设置应当符合《托儿所幼儿园卫生保健工作规范》保健室设置基本要求。保健室面积不小于12平方米,保健室要备有以下设备、设施或满足以下要求。

第一,一般设备:成人办公桌椅、药品柜、资料柜、流动水或代用流动水设施、儿童观察床、儿童桌椅。

第二,体检设备:体重计(最小刻度50克)、国际标准视力表或标准对数视表灯箱、身高坐高计(3岁以上幼儿使用)、卧式伸长计(3岁以上幼儿使用)。

第三,消毒设备:常用消毒剂、紫外线灯或其他空气消毒装置。

第四,常规医疗用品:听诊器、儿童血压计、体温计、手电筒、一次性医疗用品、体围测量软尺、暖水袋。

第五,常用药品:可有少量、小包装外用药品。

第六,寄宿制幼儿园必须设立隔离室。隔离室应远离健康班级。

---

① 郑雪娟.昆明市西山区幼儿园卫生保健人员专业发展现状及对策研究[D].云南师范大学,2016:18.

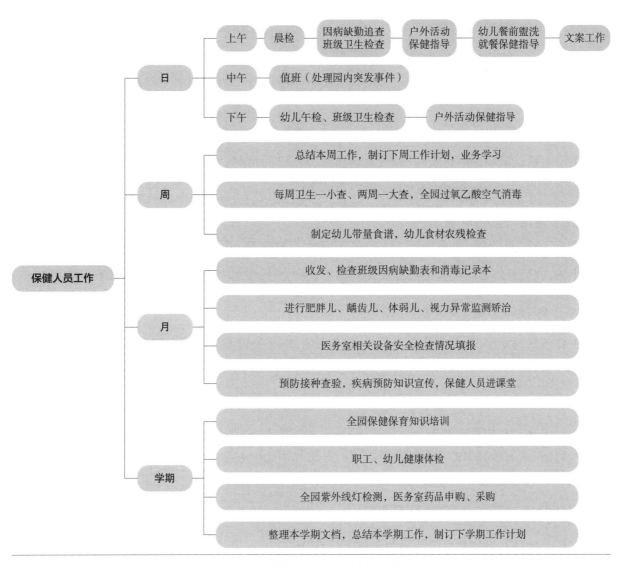

图 2-1　保健人员学期工作流程图

任务二　掌握幼儿健康教育的实施路径

幼儿健康教育是一项系统性的教育实践活动,其实践的依据包括研究幼儿身体及心理发展的特征、对幼儿健康的认知、对幼儿健康的态度转变、对幼儿健康的行为规范指导。幼儿健康教育的核心目标是守护和推进幼儿健康,核心内容是要传授关于锻炼和保健身体的知识以及必要技能。

一、健康教育的目标

《北京市托儿所、幼儿园卫生保健工作常规》中对此有明确的阐述。

第一,有计划地对儿童监护人传播健康知识,从而更新健康观念,改善幼儿生活环境,更好地实现家园共育,培养幼儿良好的健康习惯和行为。

第二,有计划地对保教人员和幼儿园相关工作人员宣教健康知识,规范人员的卫生保健工作行为,树立正确的健康观念和卫生保健意识,改善园所卫生保健环境,培养幼儿良好健康的行为。

第三,通过多种形式和教育途径,有效地对在园儿童开展全面、科学、适宜的健康教育内容,符

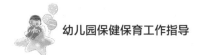

合《幼儿园教育指导纲要（试行）》及《3—6岁儿童学习与发展指南》精神。

二、健康教育的内容

在幼儿园进行健康教育的内容包含以下四点：

（一）情绪与适应

主要包括认识和理解他人的情绪；表达和调节自己的情绪；掌握表达情绪的方式和方法（语言的和非语言的，如神态、表情、动作等），例如教学案例一。

（二）生活与卫生习惯

主要包括洗手、洗脸、刷牙的基本方法；穿脱衣服、鞋袜的正确方法；良好的进餐、饮水习惯；按时大小便；收拾整理自己的生活用品及用具的意识和方法；关心周围环境卫生，例如教学案例二。

（三）营养与饮食

主要包括情绪愉悦，愿意独立进餐；认识常见食物，平衡膳食，少吃零食主动饮水；按时进餐，保持清洁，进餐习惯良好，例如教学案例三。

（四）安全与自护

主要包括日常生活中的安全与自护、游戏中的安全与自护、饮食方面的安全与自护、劳动中的安全与自护、紧急情况中的安全与自护等。同时幼儿园还应关注幼儿性安全教育和用药安全教育，例如教学案例四。

三、健康教育的组织与管理途径

在幼儿园进行健康教育的途径包含以下四点：

第一，在日常生活中进行指导，主要包括提出要求、建立常规、结合日常事件指导等。

第二，通过其他的宣传媒介进行指导，主要包括展板、橱窗、墙饰、网站等。

第三，通过健康教学活动进行指导，比如开展牙齿保护、爱吃蔬菜等主题活动。

第四，通过家园合作进行指导，主要包括与家长沟通、交流，支持幼儿在家中安全行为表现，面向家长进行讲座宣传等。

四、健康教育的案例

幼儿健康教育作为幼儿园保健工作的重要组成部分，其实施人员包含保健人员和教师。因二者的专业特长差异，实施健康教育活动时的侧重点各不相同，以下案例包含班级教师根据班级情况及园所教学安排组织的常规教学活动，以及保健人员结合个人专业知识及节气变化组织的活动。

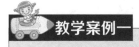教学案例一

情绪与适应——赶走不开心

活动目标

1. 能用恰当的方法调节自己的情绪。
2. 愿意交流，清楚明白地表达自己的想法。

活动准备

笑脸、哭脸娃娃,情景图片,课件,音乐。

活动过程

一、开始部分

教师:客人老师来我们班做客,你们开心吗? 开心的时候是什么样子呢? 是不是像它一样? (出示笑脸娃娃)可是,当我们都开心的时候,有一个娃娃悄悄溜进了我们班,它是谁呢? (出示哭脸娃娃)

二、基本部分

(一)认识不开心,学习赶走不开心的方法

1. 教师:你有不开心的时候吗? 你遇到过哪些不开心的事情? (幼儿自由表达)

2. 呈现情景图片,让幼儿判断图片中小朋友的做法是否正确。

3. 总结赶走不开心的方法,请幼儿说说自己会怎样赶走不开心。

(二)创设情境,引导幼儿帮助他人,化解不开心的事

教师创设情境:宝宝和丫丫因为想玩同样的玩具而争吵,请小朋友来帮助他们解决问题,赶走不开心。

三、结束部分

伴随音乐《快乐小天使》,在欢快的舞蹈中,教师鼓励每位幼儿做传递快乐的小天使,给更多的人带去快乐。

教学案例二

生活与卫生习惯——爱护耳朵

活动目标

1. 知道耳朵的主要外形特征和耳朵的作用。

2. 懂得保护自己的耳朵,并学会正确的保护耳朵的方法。

3. 认识到保护耳朵的重要意义。

活动准备

PPT课件、眼罩。

活动过程

一、开始部分

1. 教师让幼儿猜谜语:左一片,右一片,隔座山儿看不见。请小朋友来猜一猜,这个谜语说的是我们身体的哪个器官呢?

2. 教师:让我们一起来看一看谜底。(见图2-2)

二、基本部分

(一)教师和幼儿共同观察耳朵的特征、了解耳朵的作用

1. 教师:我们的耳朵躲在哪里呢? 它是什么样的?

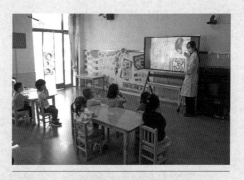

图2-2 保健人员带领幼儿认识耳朵

2. 幼儿互相观察耳朵的位置和外形特征,讨论耳朵的作用。

(二)讨论如何保护自己的耳朵

教师小结:防药物中毒、防噪声、防进水、防揪打、不挖耳、不戴耳环,可以保护我们的耳朵。

三、结束部分

教师引导幼儿知道 3 月 3 日是爱耳日,增强保护耳朵的意识。

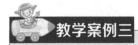**教学案例三**

营养与饮食——避暑好办法

活动目标

1. 知道主要的避暑方法。

2. 初步掌握夏天自我保护的方法,增强自我保护意识。

活动准备

PPT 课件。

活动过程

一、开始部分

教师与幼儿共同讨论,了解夏天避暑的好方法。

二、基本部分

(一)观看故事视频《夏日乘凉》

教师引导幼儿说出让自己变凉快的方法。

小结:我们可以吹空调,开风扇,用扇子扇。老师这里也有让自己变凉快的方法,我们一起来看一下吧。

(二)播放 PPT 课件

教师引导幼儿说出让自己变凉快的各种方法。

教师:除了刚才小朋友们说的,降温的办法还有很多种,我们可以少穿一点衣服,或穿一些感觉凉快的衣服,比如:黄色、白色、绿色的衣服,穿短裤、穿凉鞋等等;适当地吃西瓜等水果,多喝温开水、绿豆汤;适当地吹风扇、吹空调,减少剧烈运动等。

(三)师幼讨论

和幼儿讨论吹空调、吹风扇和吃冷饮时应注意什么,让幼儿了解夏天自我保护的基本常识。

三、结束部分

引导幼儿在幼儿园里找凉快的地方,并说说自己的发现。

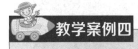**教学案例四**

安全与自护——安全用药

活动目标

1. 懂得生病时要根据医生的诊断服药,不可以乱吃药。

2. 知道药有治病的功能,认识几种常见的药品。

3. 在情景中积累生活经验,增强自我保护意识。

活动准备

收集一些常见的药品:创可贴、红药水、板蓝根、感冒药、退热贴、眼药水等。白大褂、听诊器。

活动过程

一、开始部分

教师用故事导入,引起幼儿的兴趣。

二、基本部分

1. 教师引导幼儿认识几种常见的药品。知道生不同的病要吃不同的药,不可以乱吃药。出示红药水、创可贴、眼药水等让幼儿观察。

2. 知识竞答,帮助幼儿丰富有关经验。

3. 幼儿共同讨论:乱吃药会怎么样? 生病吃药时要注意些什么? (见图2-3)

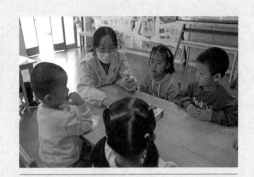

图2-3 保健人员为幼儿介绍药品

三、结束部分

情景表演游戏《小医院》。教师出示白大褂、听诊器,让幼儿玩游戏。

教师:现在一起到我们班"爱心小医院",请小朋友们分别来当医生和病人,看小医生开的药对不对,看谁能当个合格的小医生。

任务三 了解幼儿园健康管理的内容与方法

幼儿园健康管理对于保护幼儿生命安全和促进幼儿身体健康具有重要意义。幼儿园健康管理包含幼儿健康体检、幼儿体格锻炼和保健资料管理三大类,通过有计划的信息收集和幼儿园保健档案管理,了解在园儿童的健康状况,可以及时采取有助于健康的保护措施,确保儿童健康。

一、幼儿健康体检

幼儿健康体检为科学全面了解幼儿生长发育状况提供保障,也为幼儿的健康成长、疾病预防提供了有效依据。一般而言,幼儿健康体检包含新生入园检查、体检体测、晨检及全日健康观察。

(一) 坚持新生入园检查制度

幼儿在入园前须去医疗机构进行健康检查,体检合格方可入园,体检报告三个月内有效。幼儿离园三个月以上应当重新进行健康检查,合格后方可再次入园。保健人员要建立幼儿健康档案,做好新生体检的统计和分析工作,及时筛查出体弱儿,列入体弱儿专案管理。了解新生的疾病史、传染病史、过敏史和生活习惯,做好特殊疾病(如哮喘、癫痫、皮肤过敏、习惯性脱臼等)的登记工作,便于班级教师对其进行特殊的观察和护理。

（二）坚持定期体检体测制度

每年对幼儿进行一次全面体格检查（见图 2-4），内容包括：身高、体重、胸围、头围、视力、龋齿等。每半年对幼儿进行一次体格测试（见图 2-5），内容包括：双脚连续跳、立定跳远、坐位体前屈、走平衡木、网球掷远、10 米往返跑六项。每半年测量身高、体重、视力一次，对幼儿体格发育情况进行分析评价，并将检查结果和评价情况向家长反馈，指导家长做好幼儿的健康教育及成长记录。建立体弱儿、龋齿儿、肥胖儿、视力异常幼儿专案登记本，进行监测矫治。

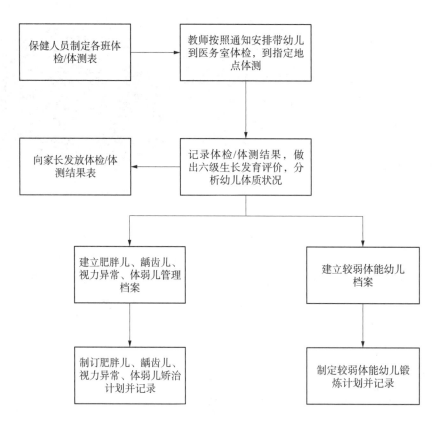

图 2-4　幼儿体检工作流程[①]

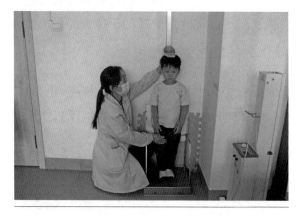

图 2-5　保健人员定期为幼儿测量身高

①　张欣.幼儿园工作流程图解［M］.上海：复旦大学出版社，2019：80.

（三）坚持晨检及全日健康观察制度

坚持做好晨检及全日健康观察制度（见图2-6）。在非疫情防控背景下，认真做好一摸：有无发烧；二看：精神、皮肤和五官或外表（见图2-7）；三问：饮食、睡眠、大小便和患病情况；四查：有无携带不安全物品，发现问题及时处理（在疫情防控常态化背景下，做到"一看""二摸""三问""四查"）。严禁患不宜入园疾病（如传染病）的幼儿入园。对幼儿进行全日健康观察，内容包括饮食、睡眠、大小便、精神状况、情绪、行为等，并做好观察及处理记录。

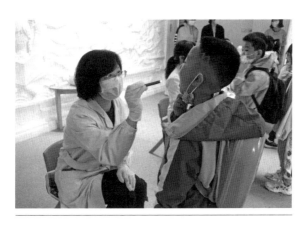

图2-6　保健人员为幼儿晨检

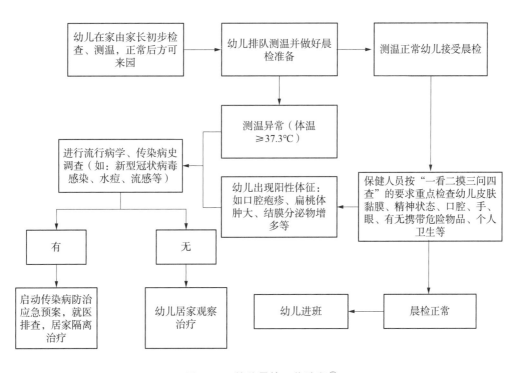

图2-7　幼儿晨检工作流程①

在园期间患有传染病的患儿，在医疗卫生机构检查确诊的幼儿，隔离期内不予报到。待患病幼儿隔离期满，持辖区卫生服务站出具的《解除医学隔离通知书》方可报到。

---

① 张欣.幼儿园工作流程图解[M].上海：复旦大学出版社，2019：86.

二、幼儿体格锻炼

幼儿体格锻炼是学龄前儿童身体健康和正常生长发育的重要保障。在幼儿园中,教师悉心照顾幼儿,并有目的、有计划地指导幼儿发展动作,使其掌握一定的动作技能,增强体质,从而使幼儿身心得以和谐发展,是幼儿体格锻炼的核心(见图2-8)。

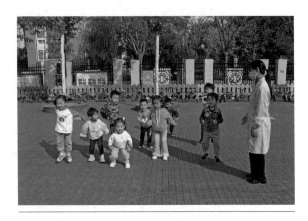

图2-8 保健人员指导幼儿体格锻炼

(一) 幼儿体格锻炼的目标

总体而言,幼儿体格锻炼应该实现三个层面的目标:第一,激发和培养幼儿参与体育活动的兴趣;第二,促进幼儿身体素质和基本活动能力的协调发展,增强体质;第三,以体育活动为手段或途径,促使幼儿情绪、认知、社会性、个性等方面的全面发展。幼儿体格发展因年龄不同,其侧重点也不同,每个年龄阶段都有其特殊性。所以,具体到不同年龄、不同形式的体格锻炼,其活动目标的制定可以参照《3—6岁儿童学习与发展指南》《幼儿园教育指导纲要(试行)》中健康领域幼儿发展的标准以及《国民体质测定标准手册(幼儿部分)》中的要求,围绕目标组织具有针对性、趣味性、游戏性的活动,促进幼儿健康发展。

(二) 幼儿体格锻炼的形式

幼儿园开展体格锻炼的活动很多,形式多样,每种形式都有适宜不同幼儿的内容与独特的功能。

1. 体操

体操是幼儿园体育活动的一种组织形式,它是在教师的带领下,以幼儿做基本体操为主的一种集体运动。从形式上讲,一般包括徒手操和轻器械操;从流程上来说,一般包括热身运动(走步—慢跑—快跑—慢跑—走步),队列变化(大班),做操,操后活动(律动或运动游戏),放松整理活动(踏步、慢走)等。

2. 集体体育教育活动

集体体育教育活动是幼儿园体育活动的一种基本组织形式。它是教师依据幼儿的实际发展需要,有目的、有计划、系统地提高幼儿的身体素质而设计安排的一种教育活动,适宜教师组织幼儿集体提高某项能力、学会某项技能的学习内容。

具体而言,从组织流程上讲,集体体育教育活动一般包括准备活动、主体活动、结束活动三个部分。在活动开展中,要注意四肢活动的有机结合,一般情况下,小班集体体育教育活动时间为15~20分钟,中班集体体育教育活动时间为20~25分钟,大班集体教育活动时间为25~30分钟。活动要注重游戏性和季节性。

3. 户外体育游戏

户外体育游戏包括两个相互关联的学习过程,即"学习运动"和"通过运动来学习"。除体格发展外,户外体育游戏对于促进幼儿学会合作、遵守规则、提高竞争意识、提升解决问题的能力、建立集体荣誉感等有十分重要的意义。户外体育游戏一般分为两种:一种是集体游戏,即教师组织的有目的、有要求、有规则的游戏,如"丢手绢""切西瓜""撕名牌"等;另一种是自由游戏,就是我们通常所说的"分散活动",如滑滑梯、拍皮球、跳绳等,分散活动需要教师为幼儿提供丰富且多样的游戏材料,便于幼儿自选。

4. 室内体格锻炼

因季节与天气变化的影响,如雾霾、大风、大雨等,幼儿不能在户外开展体格锻炼,这时教师要根据班级实际情况在活动室内开展舞蹈律动等室内体格锻炼,在此过程中,教师要注意幼儿的安全与运动量。

5. 运动会

幼儿园运动会从形式上讲包括体育表演、体育竞赛、体育娱乐三种类型;在参与人员上,可以有幼儿、教师、家长及社区有关人员。因为参与人员众多,活动内容丰富,所以运动会涉及的管理、服务工作比较复杂,组织工作比较繁重,应该注意"面向全体、人人参与、重在娱乐、全面发展",做好组织与管理工作。

(三)幼儿体格锻炼的指导

在幼儿参加不同形式的体格锻炼活动时,通常保育师及保健人员承担不同形式的保健指导任务,具体指导要点见表2-1。同时,在幼儿体格锻炼时要注意运动量要适宜,保健人员应该观察幼儿的运动情况,指导幼儿控制运动量[①],具体观察指标见表2-2。除此之外,保健人员还应该对幼儿体格锻炼做到日常巡查(见表2-3),做好过程性保健资料的留存工作。

表2-1 幼儿体格锻炼指导要点

时间	保育师	保健人员
运动前	1. 幼儿的着装是否便于运动 2. 天气的变化对幼儿的影响 3. 运动器械是否安全 4. 运动场地是否合适	1. 巡视运动器械及场地安全 2. 检查保教人员运动护理用品的提供和使用情况 3. 观察体弱儿及肥胖儿的面色、精神,注意指导其运动量的控制
运动中	1. 幼儿是否有不良身体反应 2. 幼儿是否有情绪变化 3. 幼儿动作发展和安全需要 4. 个别幼儿的特殊关注	
运动后	关注幼儿的生活料理	

表2-2 幼儿运动量观察指标

观察内容	适度疲劳	中度疲劳	非常疲劳
面色	稍红	相当红	十分红或苍白
汗量	不多	较多	大量出汗
呼吸	中速、较快	显著加快、加深	呼吸急促、表浅、节奏紊乱
动作	动作协调、准确,步伐较稳	协调性、准确性和速度均降低	动作失调、步伐不稳、用力颤抖
注意力和反应力	注意力集中、反应正常	能够集中注意力,但不够稳定	注意力分散、反应迟钝
精神状态	情绪愉快	略有倦意	精神疲乏

---

① 吴超伦.幼儿园一日活动的探索与实践[M].上海:科学技术出版社,2013:82-84.

表 2-3　幼儿户外活动体格锻炼检查指导表

日期：　　　　　　　　　　　　班部：　　　　　　　　　　　　　　　检查人：

活动时间		按时户外活动班级		未按时户外活动班级及原因		
户外活动观察班级		时间	活动场地	活动器械		教师签字
观察情况记录						
保健指导意见						

备注：幼儿户外活动时间　小班 10:00—11:00；中班 10:00—11:00；大班 9:50—10:50
　　　　　　　　　　　小班 3:30—4:30；中班 3:00—4:00；大班 3:30—4:30

三、保健资料管理

通过有计划的保健资料登记统计和健康宣传，可以了解在园儿童的健康状况、患病情况，及时采集有助于儿童健康的保护性措施和健康宣传，确保了儿童的健康。

(一) 健康宣传

健康宣传是指保健人员结合幼儿园工作实际，面向幼儿、教师、家长及全社会宣传卫生保健知识，具体包含：

(1) 普及健康知识，增强广大师生员工的健康意识，培养其良好的卫生习惯。

(2) 积极开展健康教育宣传活动，根据幼儿园教育的特殊性，开展大手拉小手活动，使家长也积极投身到健康教育宣传活动中来。

(3) 根据幼儿年龄、心理、生理等特点，选择合适的健康教育内容和形式，在各种活动和日常生活中，特别是节假日前适时进行。

(4) 对幼儿常见病和传染病制订工作计划并进行宣传教育：

① 加强对视力不良幼儿的预防宣传教育，使幼儿了解视力不良的发病原因，用眼卫生的知识和保护方法，减少新发病；

② 加强对龋齿、营养不良、肠道蛔虫病的宣传防治，降低发病率；

③ 在传染病的易发季节做好宣传工作，提高防病意识；

④ 做好运动与健康的宣传教育工作。使幼儿认识积极参加体育活动、增强体质的必要性。

(5) 定期展出宣传栏，印发健康教育宣传资料，利用 LED 屏、微信公众号、家幼园地等渠道有针对性地进行传染性疾病、季节性疾病以及突发公共卫生事件等健康知识宣传。

(6) 定期向家长开展卫生保健知识讲座。定期组织园内所有的工作人员进行卫生保健知识的业务学习。结合行业特点开展职业病防治、疾病预防、卫生保健、控烟等健康教育活动的培训。

(7) 加强食堂从业人员的健康培训工作。定期检查食堂卫生，做好饮食卫生，防止病从口入。

(8) 结合幼儿一日生活对幼儿进行健康知识教育。保健人员或邀请卫生部门的幼儿家长开展助教，对幼儿进行卫生保健知识教育。

(9) 注意心理疏导，加强思想政治工作，引导教职工保持健康的心理状态，帮助师幼克服因各种原因造成的心理障碍，把事故消除在萌芽状态。

(二) 保健资料登记统计

教育部等五部门《关于全面加强和改进新时代学校卫生与健康教育工作的意见》中，提出："实施体质健康监测。建设全国学生健康管理信息系统,建立健全学生健康电子档案,与卫生健康系统有关数据互通共享。"可见,卫生保健信息管理工作的重要性和紧迫性。在"互联网＋"教育背景下,做好幼儿园保健信息的登记统计工作,是进行全面保健的基础。

保健资料登记统计是指保健人员根据幼儿园工作的实际,做好各项卫生保健工作信息的收集、汇总和报告工作。具体包含:

(1)应当建立健康档案(见表2-4至表2-7),包括工作人员健康合格证、儿童入园(所)健康检查表、儿童健康检查表或手册、儿童转园(所)健康证明。

表2-4　营养不良儿童专案管理卡

姓名		性别		班级		出生年月	
父亲身高		父亲体重		母亲身高		母亲体重	
其他营养 不良成员				干预方案			
开始管理日期		体重(kg)		身高(cm)		营养不良	

结案日期:体重:　　身高:　　评价:

检查日期	年龄	既往病史	体格检查					诊断	目前存在主要问题	治疗与处理意见	医生签字
		早产低出生体重、喂养(饮食)与患病情况	体重 kg	身高 cm	评价						
					W/A	H/A	W/H				

表2-5　视力异常儿童专案管理卡

姓名			性别		班级		出生年月	
父亲视力	左					母亲视力	左	
	右						右	
开始管理时间		左		检查结果				
		右						
复查时间		左		复查结果		干预方案		
		右						
医院确诊时间		左		确诊名称		矫治方式		
		右						
园内复查时间		左		建议				
		右						
		左		建议				
		右						

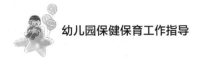

续 表

		左		建议	
园内复查时间		右			
		左		建议	
		右			

表2-6 龋齿儿童专案管理卡

姓名			性别		班级		出生年月	
首次检查时间		龋齿颗数		开始管理时间		干预方案		
转归	痊愈	( )	换牙	( )	其他	( )	结案时间	

时间	龋齿颗数	矫治颗数	新增龋齿颗数	龋齿与矫治的位置	干预方案

注：干预方案可选择以下内容(填写序号)1.正确刷牙,饭后漱口；2.健康饮食；3.纠正不良习惯；4.控制吃糖数量；5.窝沟封闭

表2-7 肥胖儿童专案管理卡

姓名		性别		干预方案：
班级		出生年月		
父亲身高		父亲体重		
母亲身高		母亲体重		
家庭其他肥胖成员				

肥胖监测

首次检查结果:体重： 身高： 肥胖分度： 五分法评价： 开始管理日期：

转归:痊愈：_____好转:(肥胖程度：_____)未愈:(肥胖程度：_____)结案日期：_____

日期	年龄	体重(kg)	身高(cm)	BMI	肥胖分度	五分法评价	饮食习惯				喜爱食品						生活习惯			运动			
							食量	进食速度	夜食	其他	甜饮料	油炸食品	肉食	冰激凌	西式快餐	其他	贪睡	户外活动	其他	运动种类	运动强度	每天时间	每周频率

　　（2）应当对卫生保健工作进行记录,内容包括出勤、晨午检及全日健康观察、膳食管理、卫生消毒、营养性疾病、常见病、传染病、伤害和健康教育等记录。

　　（3）工作记录和健康档案应当真实、完整、字迹清晰并及时归档,至少保存 3 年。

　　（4）定期对儿童出勤、健康检查、膳食营养、常见病和传染病等进行统计分析,掌握儿童健康及营养状况。

　　（5）应用计算机软件对儿童体格发育评价、膳食营养评估等卫生保健工作进行管理。

实战演练

1. 《托儿所幼儿园卫生保健工作规范》中对幼儿园卫生保健的主要内容划分十大项,主要包括幼儿一日生活的安排、儿童营养膳食、＿＿＿＿＿＿＿、＿＿＿＿＿＿＿、卫生消毒、传染病预防及控制,常见病预防和管理、预防伤害、＿＿＿＿＿＿＿。

2. 幼儿园开展体格锻炼的形式包括体操、＿＿＿＿＿＿＿＿＿＿＿、户外体育游戏、室内体格锻炼、＿＿＿＿＿＿＿。

3. 幼儿健康体检包含＿＿＿＿＿＿＿、体检体测、晨检及全日健康观察。

4. 幼儿园要建立＿＿＿＿＿＿＿、龋齿儿、＿＿＿＿＿＿＿、视力异常幼儿专案登记本,对这些幼儿进行监测矫治。

5. 健康档案包括＿＿＿＿＿＿＿、儿童入园健康检查表、儿童健康检查表或手册、＿＿＿＿＿＿＿。

二、选择题

1. 幼儿在入园前须去医疗机构进行健康检查,体检合格方可入园,体检报告(　　)个月内有效。
　　A. 一　　　　　　B. 二　　　　　　C. 三　　　　　　D. 六

2. 一般情况下,保健人员对幼儿进行晨检的顺序是(　　)。
　　A. 一摸二听三问四查　　　　　　B. 一摸二问三看四查
　　C. 一看二摸三问四查　　　　　　D. 一摸二看三问四测

3. 《托儿所幼儿园卫生保健工作规范》要求保健室面积不小于(　　)平方米。
　　A. 8　　　　　　B. 10　　　　　　C. 12　　　　　　D. 15

4. 幼儿园卫生保健人员包括(　　)。
　　A. 医师　　　　　　B. 护士　　　　　　C. 保健员　　　　　　D. 以上均是

5. 在幼儿园进行健康教育的内容包含(　　)。
　　A. 情绪与调节,生活与卫生习惯,营养与饮食,安全健康
　　B. 情绪与适应,生活与卫生习惯,营养与饮食,安全与自护
　　C. 情绪与适应,卫生习惯,营养与饮食,安全与自护
　　D. 情绪与调节,生活与卫生习惯,饮食习惯,安全与自护

6. 保健人员在幼儿园组织了一节"安全用药"的活动,这属于健康教育里的(　　)内容。
　　A. 情绪与适应　　　　　　B. 生活与卫生习惯
　　C. 营养与饮食　　　　　　D. 安全与自护

7. 幼儿园进行健康教育的途径不包含(　　)。
　　A. 区域指导　　　　　　B. 媒介宣传
　　C. 教学活动　　　　　　D. 家园合作

8. 一般情况下,中班集体体育教育活动时间为(　　)分钟。
　　A. 15～20　　　　B. 20～25　　　　C. 25～30　　　　D. 30～35

9. 幼儿园每半年对幼儿进行一次体格测试,内容包括(　　　　)。

    A. 双脚连续跳,立定跳远　　　　　　　　B. 坐位体前屈,走平衡木

    C. 网球掷远,10米往返跑　　　　　　　　D. 以上均是

10. 幼儿运动量的观察内容包含哪些指标?(　　　　)

    A. 面色、汗量、呼吸、动作、注意力、反应力、精神状态

    B. 面色、汗量、动作、注意力、反应力、精神状态

    C. 面色、汗量、呼吸、动作、注意力、表现力、精神状态

    D. 面色、汗量、呼吸、动作、注意力、反应力、精神面貌

三、判断题

1. 保健人员的晨检流程是一摸二看三问四查。 (　　　)

2. 在园期间患有传染病的患儿,待隔离期满可以直接来园报到。 (　　　)

3. 保健人员对幼儿体格锻炼进行指导时,要关注到幼儿活动前和活动中的各项指标。 (　　　)

4. 保健资料登记统计是指保健人员要根据幼儿园工作的实际,做好各项卫生保健工作信息的收集、汇总和报告工作。 (　　　)

5. 幼儿园保健室只需要建立幼儿的健康档案。 (　　　)

四、论述题

    美美小朋友每逢周日晚上,想到第二天要上幼儿园,就开始紧张不安,迟迟不愿意入睡。周一早晨上学时显得胆怯,想不去幼儿园,在父母的反复劝说下才答应去幼儿园。可是一到幼儿园门口就设法逃走,怎么也不肯进教室,还说自己头痛、腹痛等身体不适。而一到周六、周日等节假日则无以上症状。

    结合案例阐述幼儿园应如何采取相应的措施给予矫治。

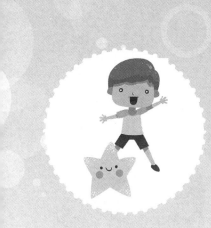

模块三

幼儿园保育工作

模块导读

《幼儿园工作规程》明确提出："幼儿园是对三周岁以上学龄前幼儿实施保育和教育的机构。"这一说法赋予了幼儿园保育和教育的双重任务。从幼儿园的性质、特点来看，保育工作和教育工作既有分工也有合作，共同担负着促进幼儿身心和谐发展的任务。从岗位职责看，保育师作为一线的幼教工作者，直接服务于幼儿，所以保育工作是幼儿园工作中的重要部分，也是幼儿园教师职前培训学习的重要内容。因此本模块任务一对幼儿园的保育工作概念进行了定义，对保育工作内容从一日生活、教育教学、环境创设进行了梳理，同时依据《保育师国家职业技能标准》中对保育师的界定，明确了保育师的职责。任务二从一日生活、教育教学、环境创设三个方面具体地阐述了保育师如何做好班级保育工作。同时，保育评价也是幼儿园保育工作的重要组成部分，在任务三中对保育评价标准和评价原则进行了系统的阐述，为学习者的自我学习、自我成长提供了专业的标准。

学习目标

1. 初步了解保育工作，明确保育师职责，有职业认同感和责任心。
2. 掌握幼儿园保育工作的基本内容，能够以身作则培养幼儿良好的生活习惯。
3. 知道保育工作的评价内容及原则，加强专业反思，促进专业发展。

内容结构

```
                                        ┌─ 保育工作定义
                    ┌─ 任务一 幼儿园保育工作概述 ─┼─ 保育工作内容
                    │                   └─ 保育师的职责
                    │
                    │                   ┌─ 一日生活中的保育
模块三 幼儿园保育工作 ─┼─ 任务二 幼儿园保育工作内容 ─┼─ 教育活动中的保育
                    │                   └─ 环境创设中的保育
                    │
                    │                   ┌─ 保育工作评价内容
                    └─ 任务三 幼儿园保育工作评价 ─┼─ 保育工作评价原则
                                        └─ 保育工作评价常用表格
```

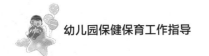

>> 情境导入

刚毕业的张老师来到幼儿园新小班承担保育工作,面对第一天入园哭闹不止的幼儿,张老师手足无措。有的小朋友哭着要张老师抱,有的小朋友把活动区里的玩具扔得到处都是,还有的小朋友把盥洗室的手纸撕了一地……张老师一会安慰哭闹的孩子,一会收拾玩具,一会又要收拾盥洗室的地面,忙得团团转。忙乱的一天结束了,主班老师告诉张老师,如果熟悉保育师的工作流程,就不会那么手忙脚乱了。于是,她拿出了开学初培训时学习的保育工作流程,温习回顾保育师一日流程各环节的具体内容,经过学习和一段时间的实践,张老师的工作逐渐熟练了起来。

作为新入职的保育师,你知道具体的工作职责和内容是什么吗?如何让工作条理清晰、科学规范呢?保育师在幼儿园的一日工作中应该做些什么呢?

任务一 幼儿园保育工作概述

一、保育工作定义

保育一般是指成人对儿童的保护和养育。学前儿童保育主要是指成人为0~6岁学前儿童的生存与发展提供必要的条件和良好的环境,给予他们精心的保护和养育,促进他们身心方面的正常发育和健康成长的一系列活动。

二、保育工作内容

幼儿园保育工作的根本目的是在活动中保护和促进幼儿的身心健康。幼儿在园的一日活动主要包括生活活动和学习活动,因此幼儿园保育工作可以分为一日生活中的保育和教育活动中的保育;同时,由于幼儿园环境育人的独特性,保育工作还应包含环境创设中的保育(见图3-1)。

三、保育师的职责

《保育师国家职业技能标准》中对保育师的职业定义为:在托育机构及其他保育场所中,从事婴幼儿生活照料、安全看护、营养喂养和早期发展工作的人员。目前,随着国家对学前教育质量要求的进一步提升以及托幼一体化的发展导向,在幼儿园中工作的保育师除了掌握清洁消毒工作的相关知识和技能外,还要掌握幼儿生理(疾病、意外伤害)、心理、教育等相关知识和能力,树立正确的儿童观和教育观。本书将保育师赋予了教师的角色和定位,落实保教结合的理念,本书中,保育师是指幼儿园里从事幼儿一日生活照料和安全管理,了解幼儿发展规律,并能够根据教育活动安排参与教学活动和环境创设的人员。其主要职责如下:

文 档

《保育师国家职业技能标准》

(1)按照幼儿园卫生消毒制度,负责班级日常卫生消毒和物品整理工作。

(2)在保健人员和本班教师指导下,负责组织幼儿一日保育护理工作,配合班级教师组织教育活动,培养幼儿良好的卫生、生活和行为习惯。

(3)负责班级因病缺勤幼儿追踪工作,了解常见传染病的症状,严防传染病发生。

(4)配合班级教师开展教育教学活动。

(5)户外活动时,及时提醒幼儿增减衣物并做好健康防护,能够应对突发的意外事故。

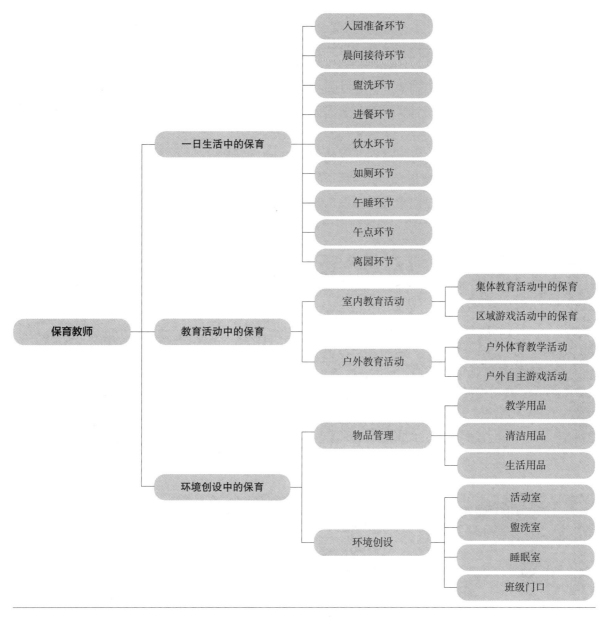

图 3-1 保育师工作内容

任务二 幼儿园保育工作内容

一、一日生活中的保育

《幼儿园工作规程》中明确规定了保育工作的目标："实行保育和教育相结合的原则,对幼儿实施体、智、德、美诸方面全面发展的教育,促进其身心和谐发展。"保育师的工作内容安排与幼儿的教育活动密切相关,在幼儿一日生活中保育师要配合班级教师,并给予正确引导,帮助幼儿养成良好的生活习惯,培养自理能力,促进幼儿健康发展。

(一)入园准备环节

入园准备,是保育师在园工作的第一个环节,需要为即将入园的幼儿准备好干净整洁的班级环境。

1. 具体内容及操作方法

（1）开窗通风。根据季节及天气变化，灵活调整开窗通风时间（见图3-2），夏季可持续开窗通风，室温不超过28℃；冬季前后对流10～15分钟，室温不低于18℃。

（2）消毒准备及擦拭。配制浓度为500 mg/L的含氯消毒液，并分别准备好清水抹布和消毒抹布（见图3-3），采用"清—消—清"顺序擦拭，消毒水擦拭需要停留5～10分钟，再用清水抹布擦拭一遍。

（3）盥洗室卫生消毒。消毒擦拭盥洗室的门窗、柜子、洗手池、镜子、墙面、便池、拖布池及地面等，保证盥洗室内无异味、无死角，地面干净。

（4）活动室除尘消毒。全面消毒擦拭室内设备、窗台、桌椅、教具、地面等（见图3-4），做到地面整洁，玻璃明亮，光线充足，无尘土，做到室内不凌乱，杂物不乱放（见图3-5）。

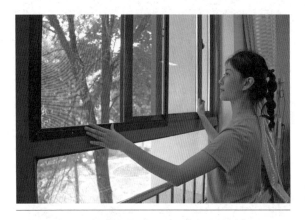

图3-2 开窗通风

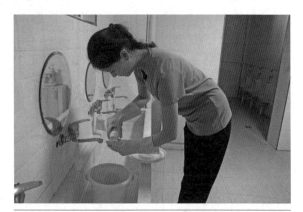

图3-3 抹布消毒

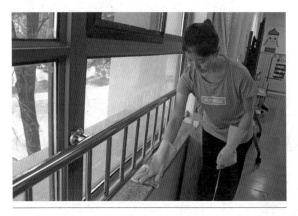

图3-4 活动室除尘

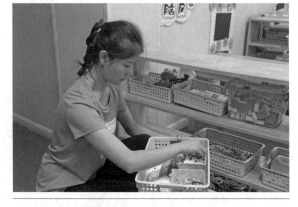

图3-5 整理室内物品

2. 注意事项

（1）配制好的消毒水要在8小时内用完，消毒水浸泡过的抹布除尘后清洗干净，再进行下次消毒，不能将脏抹布直接放入消毒水中。倒掉消毒水后，必须用清水冲洗干净消毒桶等物品，以免对幼儿造成伤害。

（2）活动室、盥洗室的拖布要专用，并贴上标志，悬挂通风，保证随时有一把干燥拖布。

（二）晨间接待环节

保育师要配合班级教师做好家长和幼儿的接待工作，与家长的沟通要亲切、简短、有效，认真记录好家长交代的事情，同时还要具备专业的晨检技能。

1. 具体内容及操作方法

（1）接待家长。热情主动地与每一位家长打招呼（见图3-6）。

（2）晨检。对幼儿做到一看（情绪是否有异常、是否受伤），二摸（是否发热），三查（检查幼儿衣兜，将幼儿带来的小物件或贵重物品暂时保存起来），四问（幼儿身体有无异常）（见图3-7）。

（3）接待幼儿。微笑迎接幼儿进班，帮助幼儿脱外套、整理书包，提醒幼儿洗手（见图3-8）。

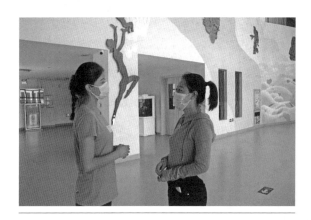

图3-6　教师与家长简短交流

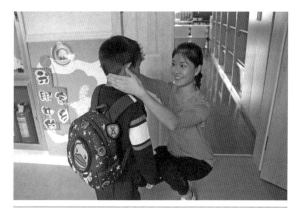

图3-7　教师对幼儿进行二次晨检

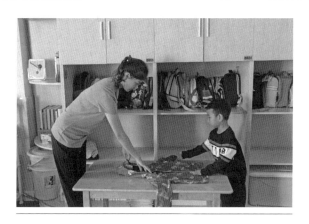

图3-8　教师指导幼儿整理衣物、书包

2. 注意事项

（1）晨间接待时，教师要时刻保持微笑，能够照顾到每一个幼儿及家长。如有带药幼儿，提醒家长与保健人员及时联系，并登记喂药要求。

（2）晨检时做到认真仔细，如幼儿有特殊情况，告知主班教师，及时联系家长。

（三）盥洗环节

盥洗环节贯穿于幼儿一日生活，保育师通过这个环节的组织与管理，可以有效地培养幼儿的生活能力、自理能力和良好的卫生习惯。

1. 具体内容及操作方法

（1）指导幼儿洗手。幼儿饭前便后均要用流动的水洗手，指导幼儿用"七步洗手法"正确洗手（见图3-9）。

（2）指导幼儿漱口。饭后提醒幼儿接适量水漱口。

（3）幼儿盥洗后，冲洗水龙头、水管、水池、镜子等，再用抹布擦拭干净（见图3-10和图3-11）。

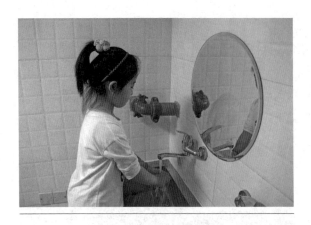

图 3-9 幼儿盥洗

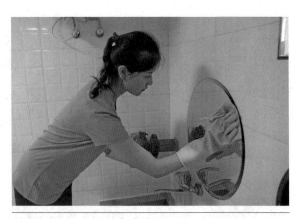

图 3-10 擦拭镜面

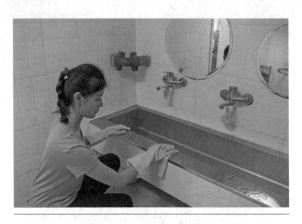

图 3-11 清洁水槽

2. 注意事项

(1) 春、秋、冬季要提醒幼儿擦手油,防止手部出现皲裂现象。

(2) 幼儿洗手后,教师指导幼儿将毛巾整齐地挂到贴有照片或名字的毛巾架上。

(3) 注意盥洗室的室温,保证室温在23℃～25℃。

(4) 在盥洗过程中,培养幼儿盥洗的自主性和节约用水的良好习惯。

(四) 进餐环节

进餐环节是幼儿在园进行营养补给的重要环节,主要包括三餐:早餐、午餐和晚餐。充分利用进餐环节培养幼儿的劳动意识和劳动能力,养成良好的进餐习惯,是保育师重要的工作内容。

1. 具体内容及操作方法

(1) 餐前消毒:按照"清一消一清"的消毒流程擦拭餐桌,要求消毒时间为5～10分钟(见图3-12)。

(2) 分餐指导:分餐前由教师向幼儿介绍今日食谱,然后指导幼儿参与分餐过程,积极尝试分发餐具(见图3-13)、自主盛饭(见图3-14)。

(3) 进餐指导:幼儿进餐中要巡回观察,密切关注幼儿进餐状况,提示幼儿保持正确的坐姿,并指导幼儿正确地使用餐具,教育幼儿不挑食、不撒饭、不剩饭,保持桌面地面干净;后文案例分析中的保育师对幼儿的进餐指导基于日常关注幼儿进餐状况以及日常表现,利用专业知识和家园配合帮助幼儿改变进餐习惯,体现了教师的专业性。

(4) 餐后指导:引导幼儿餐后主动擦嘴(见图3-15),并收拾整理桌面(见图3-16),提醒幼儿将椅子放回桌下,餐具送到指定位置,同时关注幼儿漱口情况(见图3-17)。

(5) 餐后卫生整理:收拾碗筷、擦拭桌面、清扫地面(见图3-18)。

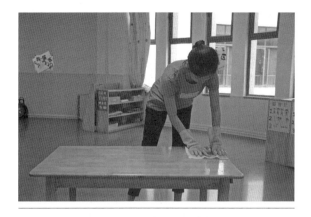

图 3 - 12 进餐前消毒桌面

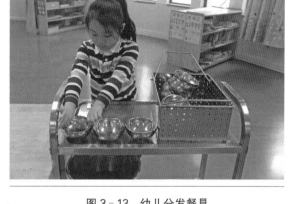

图 3 - 13 幼儿分发餐具

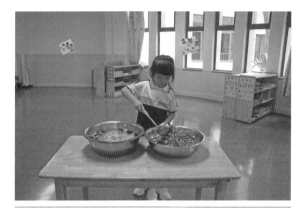

图 3 - 14 幼儿自主分餐

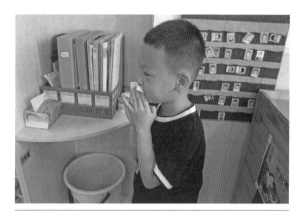

图 3 - 15 餐后幼儿擦嘴

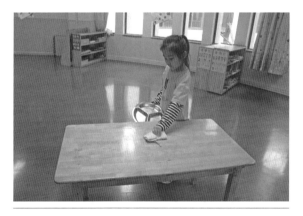

图 3 - 16 餐后幼儿整理桌面

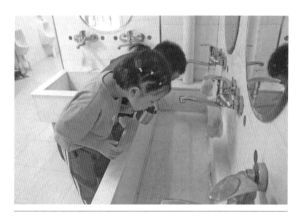

图 3 - 17 餐后幼儿漱口

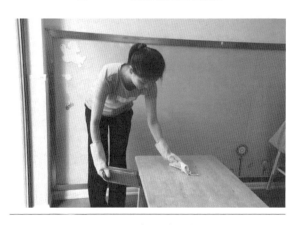

图 3 - 18 餐后清洁桌面

视 频

幼儿进餐及餐后
散步指导要求

2. 注意事项

（1）入园后，及时清点幼儿来园人数并上报，减少餐食浪费。

（2）指导小班及中班幼儿学会用勺吃饭，大班幼儿尝试用筷子吃饭。

（3）分餐环节要注意操作规范，避免对食物造成污染。

（4）引导幼儿养成良好的进餐习惯，注意对食物过敏幼儿的特殊护理。

（5）所有幼儿进餐结束后再清扫地面。

案例分析

案例： 牛牛刚进入小班，保育师李老师发现牛牛从不吃任何蔬菜，包括木耳、海带等黑色的食物，只爱吃肉，每天碗里剩下的都是蔬菜，不仅如此，在户外活动的时候，李老师观察到牛牛活动一会儿就满头大汗，而且耐力也不如其他小朋友。看到牛牛偏食的现象，结合牛牛在户外运动的表现，李老师查阅了相关资料，及时与家长沟通，结合绘本故事让牛牛了解蔬菜的营养价值，并在餐前介绍食材和制作过程，进餐时鼓励牛牛自主选择一种喜爱的蔬菜，同时在户外活动时鼓励他参与平衡木、短跑、慢走、跳跃等运动，增加牛牛的运动量和耐力，锻炼其身体协调性和平衡能力。慢慢地，牛牛接受了蔬菜，在户外活动中也更加活跃、自信了。

李老师对幼儿一日生活的指导是如何体现专业性的？

分析： 案例中李老师针对牛牛的个体情况，有针对性地采取教育措施，抓住一日生活中的教育契机，利用进餐环节和户外活动改变牛牛的偏食行为，充分展示了保育师的专业性。

（五）饮水环节

在一日生活中，要定时定量地为幼儿补充水分。同时，保育师要细心观察，培养幼儿良好的饮水习惯。

1. 具体内容及操作方法

（1）幼儿喝水时，提示幼儿双手拿水杯，一手握杯把，一手握杯身。

（2）提醒幼儿可接半杯水，喝完再接，以防水满溢出，弄湿衣服。

2. 注意事项

（1）教师要随时关注幼儿饮用水情况，保证幼儿每次饮水量为 100～150 ml。根据幼儿身体情况，提醒幼儿少量多次饮水。

（2）夏季幼儿户外活动时可以带水壶，自主饮水，水壶需每天清洗。

（3）备足温度适宜的饮水，供幼儿全天随时用。

（六）如厕环节

如厕是幼儿园一日生活中的重要环节，它能反映出一个人最基本的生活自理能力和卫生习惯。根据幼儿的年龄发展特点，保育师应通过有效指导，帮助幼儿养成良好的如厕习惯。

1. 具体内容及操作方法

（1）准备如厕用品。准备手纸，放在幼儿易于取到的位置。

（2）关注有如厕需求的幼儿。根据幼儿如厕的次数和具体情况，提醒幼儿自主如厕。

（3）帮助及指导幼儿如厕。照顾年龄小的幼儿如厕，帮助其穿脱衣裤；教会年龄较大的幼儿正确使用卫生纸，擦屁股时从前往后擦；便后将裤子提好，内衣塞进裤子里，不露肚脐与后背。

（4）更换并清洗幼儿如厕时弄脏的衣物，提醒幼儿便后冲厕所，并用洗手液和流动水洗手。

（5）清洁整理厕所。要及时刷洗、消毒便池（见图3-19）。刷洗便池时从上往下刷,去除便池内的尿碱、水锈及脏渍等,用便池消毒液进行喷洒消毒,清理厕所地面（见图3-20）。

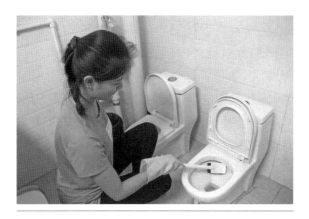

图3-19 清洗坐便器

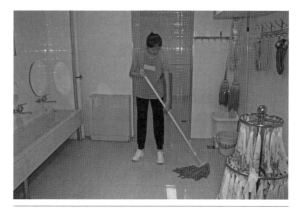

图3-20 清洁盥洗室地面

2. 注意事项

（1）通常刷洗、消毒便池的时间为三餐后、户外活动前及幼儿离园后,如遇幼儿腹泻,应即时刷洗、消毒。

（2）擦拭便池的抹布要专用,随时用专用洗涤用品清洗,并用流动水冲洗干净。

（3）幼儿如厕前后,要及时擦干地面上的积水,防止幼儿滑倒。

（4）坐便器表面要用消毒水喷洒,消毒时间过后再用干净的抹布将坐便器表面擦拭干净。

（七）午睡环节

3~6岁幼儿午睡时间一般在2~3个小时,午睡对幼儿良好睡眠习惯的养成及身体发育有重要的意义。

1. 具体内容及操作方法

（1）营造适宜的睡眠环境。秋冬季铺床后要关窗,夏季开窗通风,拉上窗帘,室温要适宜,光线要暗一些,空气要清新。

（2）协助幼儿睡前如厕、脱衣服等准备工作。指导幼儿进入睡眠室时保持安静,不带玩具上床;按顺序脱掉衣袜,叠放整齐（见图3-21）。

（3）培养幼儿良好的睡眠习惯,看护幼儿睡眠。指导幼儿右侧卧,不蒙头睡觉,不趴着睡,巡回观察幼儿的睡眠状况,根据室温决定幼儿的盖被量,为蹬被的幼儿盖被或减被（见图3-22）。

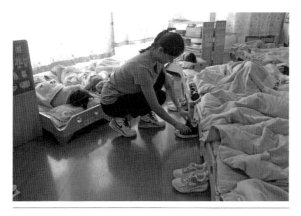

图3-21 教师帮助幼儿整理鞋子

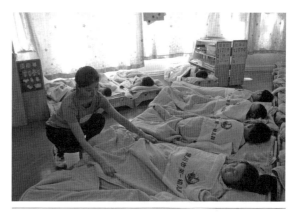

图3-22 教师帮助幼儿盖被子

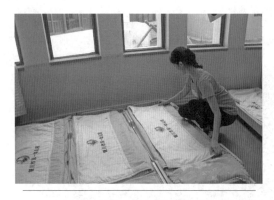

图 3－23　教师整理床铺

（4）协助幼儿起床，整理床铺，开窗通风。指导并帮助幼儿按顺序穿好衣服，鼓励中大班幼儿自己穿衣叠被。

（5）睡眠室卫生清扫。待全部幼儿离开睡眠室后整理清扫床铺，擦拭地面（见图 3－23）。

2．注意事项

（1）为幼儿营造安静、舒适的睡眠环境，保持睡眠室内空气流通和温度适宜，掌握好开窗和关窗的时间。

（2）细心观察幼儿的睡眠状态，身体不适的幼儿往往表现出异常，如发热疼痛等，发现问题要及时与保健人员联系，尽快解决。

（3）关注幼儿的举动，特别是睡在位置较高地方的幼儿，避免跌落摔伤。

（4）对未入睡幼儿的行为要注意，口内不能含东西，手里不能拿小玩具或物品，避免将其塞入鼻腔或吞食，引起窒息。

（5）对需要哄睡的幼儿，要逐渐使其脱离依赖；对没有午睡习惯的幼儿，要逐渐培养，不要急于求成。

（6）在清理床铺时，注意扫床刷要轻微潮湿，进行湿式清扫，避免扬尘。

（7）擦拭时将床下等卫生死角清洁到位。

（八）午点环节

午点环节是幼儿午睡起床后对所需的水分和营养进行补充的环节。

1．具体内容及操作方法

（1）领取午点。教师在幼儿起床前去指定地点取午点（见图 3－24）。

（2）分餐指导。按照餐前消毒要求对分餐桌及幼儿餐桌进行消毒。用流动水洗手后，在分餐桌上摆好午点盘，将点心或干果等食物定量分配，装入盘中分发（见图 3－25 和图 3－26）。

（3）餐后整理。进餐结束后，收拾清洗餐盘，用清水抹布擦拭桌面。

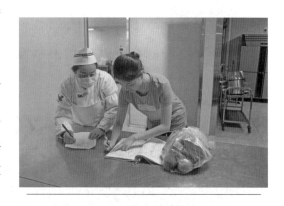

图 3－24　到指定地点领取午点

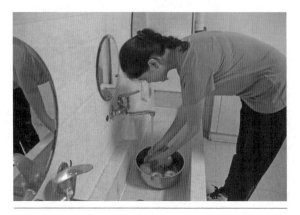

图 3－25　清洗水果

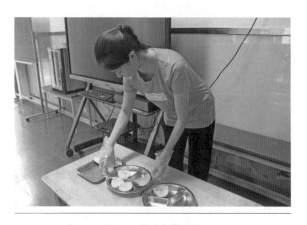

图 3－26　分发午点

2. 注意事项

（1）清洗水果要彻底，削、切、分的过程要规范，避免污染，确保食物卫生。

（2）对一些食物过敏的幼儿要特殊对待，如对个别干果及水果过敏的幼儿可更换午点种类。

（3）鼓励不爱吃水果的幼儿，尝试吃水果。

（九）离园环节

离园活动是一日保育工作和幼儿在园生活的最后一个环节，顺利的离园活动不仅关系到幼儿的情绪，同时直接影响次日来园准备工作的正常进行。

1. 具体内容及操作方法

（1）协助教师检查或帮助幼儿整理衣装及带回家的物品，引导幼儿做好个人清洁、整理工作（见图 3 - 27）。

（2）家长接幼儿时，教师简单告知家长幼儿在园情况，有特殊情况须仔细向家长交代。

（3）清洗、消毒幼儿生活用品，清洁整理班级环境。打扫活动室、睡眠室及盥洗室卫生，保证室内物品摆放整齐、无卫生死角、地面无积水脏迹（见图 3 - 28）。

（4）做好水、电以及门窗的安全检查工作（见图 3 - 29）。

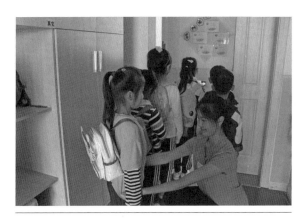

图 3 - 27　离园前协助幼儿整理衣物

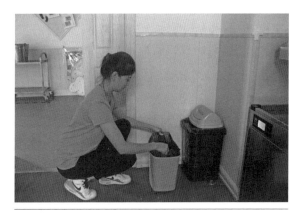

图 3 - 28　清理班级垃圾

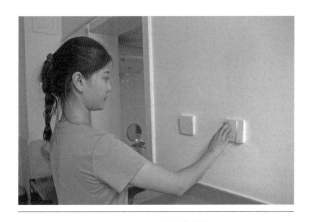

图 3 - 29　离园前关灯

2. 注意事项

（1）可以协助教师在离园前和幼儿进行总结性谈话，对一日或一周生活进行简单小结，表扬幼儿在生活自理方面的进步。

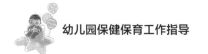

（2）关闭电源时按顺序拔掉活动室、盥洗室、睡眠室的每一个插座，检查插座是否有异常，同时拔掉所有的电器插头。

二、教育活动中的保育

幼儿园的保育工作除了在幼儿一日生活活动中，还存在于有目的、有计划、专门的教育活动中，主要包括室内教育活动、户外游戏活动。保育师在教育过程中协助教师组织教学活动，准备材料，关注指导特殊幼儿，从而提高保育师业务水平，满足学前教育对保育师素质不断提高的要求，实现幼儿园保教并重的工作目标。

（一）室内教育活动

1. 集体教育活动中的保育工作

（1）活动前准备。保育师需要提前了解教学计划，明确教学目标和具体的教育方法，提高教育的针对性和有效性。每次活动前与主班教师沟通，了解桌椅的摆放形式、玩教具的准备种类以及是否需要制作新教具等，要注意保证材料的充足及安全性，并按要求摆放好。

（2）工作内容。在幼儿园开展的各种活动中，保育师要与主班教师共同组织好教育活动，认真观察，及时了解教师及幼儿的需求，维持教学活动的秩序，关注幼儿的注意力及情绪。在遇到特殊情况出现时（如幼儿影响活动秩序），要运用恰当的方式，对幼儿进行提醒，注意及时、适时、适当地配合教师完成教学活动，保证活动的顺利进行。

2. 区域游戏活动中的保育工作

（1）活动前准备。第一，熟悉本班活动区的设置，检查活动区的材料，根据幼儿的需求增加、更换材料；第二，准备的材料要安全、卫生，具有教育性，符合幼儿年龄特点，并能够培养幼儿的多种能力；第三，材料应按类摆放，剪刀、铅笔要头朝下放置或平放，以免发生危险；第四，活动前与班级教师协商，对重点指导区域进行分工。

（2）工作内容。幼儿操作时不要过多干预幼儿活动，注意观察幼儿的游戏状态，根据游戏情况采取不同的指导措施，保育师要将在区域活动中观察的幼儿游戏情况、发现的问题等及时反馈给班级教师。

（二）户外教育活动

1. 户外体育教学活动

（1）活动前准备。提前了解体育教学计划、活动内容，准备游戏材料，熟悉游戏玩法及材料使用方法，预判场地的安全性，明确自己的站位，便于在活动中对幼儿进行指导。

（2）工作内容。一般情况下，保育师不独立组织幼儿的活动，但需在分组中协助教师指导幼儿参与，随时观察幼儿游戏状态，带领幼儿做好活动前的热身，避免出现意外。

2. 户外自主游戏活动

（1）活动前准备。户外活动前，协助教师做好幼儿户外活动前的准备，及时为幼儿增减衣服等，保证幼儿出门时无露肚皮、湿袖子、尿裤子等现象，冬季要指导和帮助幼儿穿好棉衣、棉背心，上下楼梯时提醒幼儿，注意安全（见图3-30）。幼儿离开班级后，快速冲刷、消毒厕所，整理盥洗室和活动室，擦拭地面，开窗通风，关灯、关门，带好器械玩具进行户外活动。

准备户外活动材料，做好户外场地的安全检查工作，与教师共同检查场地安全情况，确保玩具、运动器械的安全性，协助教师组织幼儿游戏。

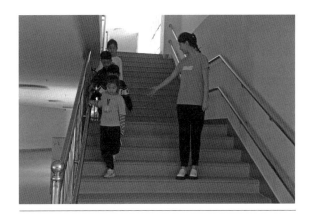

图 3-30 引导幼儿安全下楼梯

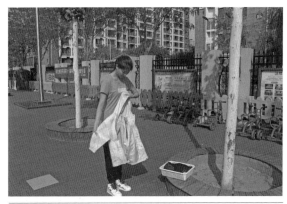

图 3-31 户外收纳幼儿衣物

（2）工作内容。参与幼儿户外活动，关注有特殊需要的幼儿，进行个别指导，细心观察、照顾体弱幼儿等各项保育工作（如：如厕、擦汗、擦鼻涕、饮水等），根据天气和幼儿活动量适当增减衣物并整理好（见图 3-31）。

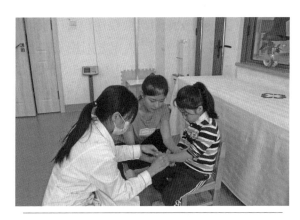

图 3-32 带幼儿到保健室处理伤口

户外活动中随时观察幼儿的运动状态，适当调整运动的节奏，鼓励幼儿动静交替，避免过度运动；活动中对班级肥胖儿、体弱儿重点关注，根据其身体情况有目的地进行指导，通过游戏方式逐步增加运动难度。当幼儿在户外活动时有受伤情况，及时带幼儿到保健室处理（见图 3-32）。

活动结束后清点幼儿人数，指导幼儿收纳玩具，培养幼儿良好的习惯。下文案例分析中的赵老师，在户外活动时的保育经验正是日积月累的结果，对幼儿的细心呵护也会赢得家长的认可与尊重。

视频

户外指导流程

案例分析

案例：赵老师是有多年经验的保育师，在幼儿园里非常细心地照顾每位幼儿的一日生活，尤其是每天的户外活动，赵老师总是在出门前检查幼儿的衣着，确保幼儿没有露肚皮、湿袖子等现象。户外活动时及时关注幼儿的活动情况，对于爱出汗的幼儿提前准备擦汗巾，对于不爱运动的幼儿多鼓励，陪伴他们一起游戏。赵老师的衣兜里总是装着卫生纸，以备幼儿随时有擦鼻子、上厕所的需要。在传染病高发的季节，赵老师也细心地向家长推送预防传染病的相关知识，提醒幼儿勤洗手，严格落实班级通风、消毒等工作，保证孩子们的健康。

户外活动就是看着孩子们自由地玩吗？保育师的职业认同感和职业幸福感来源于哪里？

分析：在幼儿园里，一日活动皆教育，户外活动是幼儿一年四季每天都有的固定环节，根据季节变化和幼儿个体差异，有针对性地进行保育工作，也是保育师在幼儿教育活动中需要注意的内容。专业的保育工作源于教师对幼儿细致的观察和真诚的爱，对自己职业的认同和对幼儿的责任心，体现在每天的保育工作中。

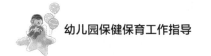

三、环境创设中的保育

(一) 物品管理

1. 教学物品

教学用品通常指活动室中的教学用具及玩具,需要分类摆放,随时维护,定期消毒,保证卫生安全,便于拿取,方便幼儿使用。

(1)椅子:每周彻底擦洗一次,并进行消毒。

(2)桌子:三餐前按卫生消毒流程擦拭桌子(详见模块四)。

(3)教学用品收纳箱:每日对收纳箱表面进行擦拭消毒,分类摆放。

(4)玩具:玩具按标记进行摆放,便于幼儿拿取和归位,每日对玩具柜及玩具进行擦拭消毒,每周对塑料玩具用含氯消毒液浸泡消毒一次,以确保玩具的卫生。

(5)图书:保管好图书,定期对图书进行修补维护,每日将图书按书架上的标记摆放,对书架进行擦拭消毒,每周用消毒灯对图书照射消毒。

(6)娃娃家:每周将毛绒玩具浸泡消毒,彻底清洁,保证物品的使用安全。

2. 清洁用品

清洁用品通常指盥洗室中的清洁工具,应保持整洁,摆放有序,保育师需定期对清洁用品进行清洗及消毒,每天开窗通风,保持盥洗室空气流通,地面干爽。

(1)储物柜中的清洁用品:清洁工作中用到的盆和桶在器具和柜子上做对应标记,使用后按位摆放、整齐有序,清洁厕所用的洁厕剂以及洗衣粉、洗洁精等物品应摆放到较高的柜子上,以防幼儿触碰发生危险。

(2)抹布:盥洗室大致有三类抹布,消毒抹布、擦桌抹布、擦灰抹布。抹布用三种颜色在墙上按照标记对应挂放,每种抹布用后都要彻底清洗、晾晒,及时更换。

(3)拖布:拖布按不同用途在墙上标记悬挂,如活动室干拖布、活动室湿拖布、卫生间拖布等,每日清洗消毒(清洗消毒拖布流程详见模块四)。

(4)垃圾桶、笤帚、簸箕:经常清理垃圾桶、笤帚、簸箕,清洗时可加少许洗涤用品,清洗后拿到通风处晾晒消毒。垃圾桶、笤帚可以在阳台摆放,避免在教室中产生异味,还可以起到通风、日晒消毒的作用。

(5)幼儿便池:便池内外要随时保持干净,每日清洁消毒,保证便池无渍无异味,教给幼儿正确使用便池的方法,帮助幼儿养成良好的如厕习惯。

(6)洗手池:保持洗手台台面干净,没有水渍,香皂盒要经常清洗,可以给幼儿提供小块香皂,方便幼儿手握不滑落。

(7)手纸:盥洗室应在便池附近设置高度适宜的手纸架,保育师每日对手纸架进行擦拭,保持干净,随时提供充足的手纸,教育幼儿节约用纸,避免浪费。

(二) 班级环境

1. 活动室

活动室的环境创设以教育性、趣味性为主,可以根据幼儿年龄特点创设进餐习惯培养、身体认识与保护、自我服务与管理等方面的内容。例如:以五官保健、安全常识、健康观察等主要内容,充分利用班级墙面对幼儿进行健康教育;以"我是值日生"等主题环境创设培养幼儿生活常规,提升幼儿自理技能。

2. 盥洗室

盥洗室的环境创设以培养幼儿良好习惯为目标,用情境创设、操作图片、卡通形象等内容帮助幼儿养成良好习惯,例如冲便池提示、如何正确擦屁股、漱口的方法、七步洗手法、擦手及挂毛巾的方法、其他墙面装饰等。通过以上多种方式装饰盥洗室,可以让幼儿在环境中耳濡目染,养成盥洗、如厕的好习惯。

3. 睡眠室

睡眠室应给幼儿提供安静、温馨、舒适的睡眠空间,能保证幼儿良好的睡眠。在科学摆放床位、保持室内良好空气的基础上,墙面环境要求安静、温馨、柔和,主色忌深粉、大红、黑色,避免奇形怪状的动物画像,以星星、月亮、棉被、男孩、女孩、温柔的动物等符合睡眠环境的图案为主进行创设。

4. 班级门口

班级门口的环境创设以家园沟通为目的,通常可张贴幼儿园的保育措施及温馨提示,指导家长了解幼儿身心发展规律,掌握科学的保育教育知识。

案例分析

案例:幼儿园班级环境创设包括主题墙、幼儿作品栏、家园共育、吊饰、卫生间、师幼互动等方面,作为保育师,在环境创设中加入教育元素和教师的智慧,可以让保育工作起到事半功倍的效果。比如卫生间的"七步洗手法"用儿歌的形式展示,孩子们学习得又快又好;"擦屁股"小妙招,让孩子们直观地看到正确的擦屁股方法;活动室的"值日生"栏,让孩子们提升自理能力的同时又学会了劳动;"今天喝了几杯水"让孩子们喜欢喝水,科学记录幼儿的喝水情况;睡眠室的温馨场景和轻音乐可以帮助孩子们尽快入睡……环境创设不是教师制作的精美物品或幼儿杂乱的作品堆积,而是潜移默化的教育契机,和环境互动的过程就是幼儿学习的过程。

你认为保育师对班级环创毫无贡献吗?保育师在环境创设时可以做哪些工作?

分析:作为班级保育师,不一定擅长绘画、手工等环境创设的技能,但是可以在日常工作中融入自己的教育智慧,帮助幼儿更好地养成生活习惯,遵守班级常规。卫生间、活动室、睡眠室等地的环境创设,动动小心思,就能让孩子们在温馨愉悦的环境中学习成长。

任务三 幼儿园保育工作评价

保育评价是幼儿园保育工作的重要组成部分,对保育工作的适宜性、有效性进行评价,不断进行调整和改进,既是提高保教质量、促进幼儿发展的必要手段,也是保育师自我审视、自我成长的重要途径。幼儿园的保育评价从内容上可以分为一日生活中的保育评价、教育活动中的保育评价和环境创设中的保育评价。

一、保育工作评价内容

(一) 一日生活中的保育评价

一日生活中的保育评价包括保育师对一日生活中保育工作的认知及幼儿园一日流程中的八个主要环节,从班级卫生清洁、幼儿身体健康和教育教学指导三个方面,对一日生活中的保育工作进行全方位的评价。评价标准见表 3-1。

表 3-1 一日生活中的保育工作评价标准

一级指标	二级指标	具体标准
一日生活中的保育	对一日生活保育工作的认知	1. 能够做好日常卫生清洁、消毒工作,为幼儿营造安全的环境 2. 多种方式促进幼儿身体正常发育,增强体质 3. 注重幼儿良好的生活和卫生习惯的培养
	入园	1. 按流程完成晨间除尘工作,开窗通风、除尘(包括地面、窗台、毛巾架、口杯架、幼儿衣柜、玩具柜等) 2. 整理班级物品并进行安全检查
	晨间接待	1. 主动迎接幼儿及家长,与幼儿问好,稳定幼儿情绪 2. 进行二次晨检(一看二摸三查四问)
	早餐及餐后活动	1. 指导幼儿餐前自我服务(叠衣服、洗手、如厕等) 2. 组织幼儿进餐 3. 引导幼儿注意个人卫生 4. 清洁开餐后的物品 5. 配合组织晨间活动
	教育教学活动	1. 配合主班教师组织教育教学活动 2. 关注有特殊需求的幼儿
	户外活动	1. 配合主班教师组织幼儿户外活动 2. 关注有特殊需求的幼儿
	午餐及餐后活动	1. 配合主班教师做好餐前准备,按流程清洁消毒桌面 2. 提醒幼儿进餐礼仪,做好幼儿餐后自我服务的指导(放碗勺、擦嘴、洗手、漱口等) 3. 关注个别用餐慢的幼儿 4. 指导幼儿如厕、盥洗,做好午睡前的准备 5. 清洁班内餐后的卫生
	午睡	1. 组织幼儿做好睡眠前后的自我服务(穿脱衣服、整理衣服、叠被子等) 2. 观察幼儿午睡状态、及时纠正不良睡姿 3. 关注个别午睡困难的幼儿,安抚其情绪,逐渐培养其午睡习惯
	整理及午点	1. 领取午点,配合主班教师提醒幼儿起床 2. 整理床铺,收拾睡眠室 3. 做好午点后的教室清洁
	离园	1. 配合主班教师组织幼儿做好离园准备 2. 指导幼儿整理个人物品 3. 向主班教师反馈幼儿一日身体及精神情况 4. 班级卫生清洁及物品整理 5. 照顾个别晚接幼儿

（二）教育活动中的保育评价

教育活动中的保育评价是针对集体教学活动、区域游戏活动和户外活动中的保育工作进行评价,关注保育师对教育活动中保育工作的认知、配合班级教师、辅助教学、游戏指导、材料提供等多方面的情况。评价标准见表 3-2。

表 3-2 教育活动中的保育工作评价标准

一级指标	二级指标	具体标准
教育活动中的保育	对教育活动中保育工作的认知	1. 积极配合,辅助班级教师做幼儿教育的引导者 2. 在教育活动中,促进幼儿心理和社会性发展
	集体教学活动	1. 教学活动前 (1) 适当参与教学方案讨论 (2) 提前了解教学活动内容,配合主班教师做好教学前准备(桌椅摆放、教具准备) (3) 辅助教师制作玩教具 2. 教学活动中 (1) 辅助教师随时调整桌椅位置,布置班级环境 (2) 根据教学需要与幼儿适当互动,配合主班教师对个别幼儿进行指导 (3) 关注幼儿的身体状况,并及时采取应对措施 3. 教学活动后 (1) 收拾整理班级环境卫生 (2) 向主班教师反馈个别幼儿情况及问题
	区域游戏活动	1. 游戏活动前,检查区域活动材料,及时反馈给班级教师 2. 游戏活动中,观察、记录游戏情况,了解幼儿游戏水平,并对个别幼儿进行指导 3. 指导幼儿整理区域材料,配合主班教师根据幼儿游戏需求,随时调整和添置区域材料
	户外体育活动/户外自主游戏	1. 活动前,了解户外体育教学计划,准备活动材料,观察场地安全性,熟悉游戏玩法 2. 活动中,明确自己站位,随时保护幼儿安全,对个别幼儿进行指导 3. 活动后,协助主班教师收纳活动材料,清点幼儿人数

(三) 环境创设中的保育评价

环境创设中的保育评价包括对班级物品管理和班级环境创设的评价,前者关注教学用品、清洁用品、生活物品的摆放及卫生,后者关注环境的教育功能,对不同区域的环境适宜性及教育价值进行评价。评价标准见表 3-3。

表 3-3 环境创设中的保育工作评价标准

一级指标	二级指标	具体标准
环境创设中的保育评价	物品管理	1. 教学用品(教学用具、游戏材料)摆放有序,定期消毒,按标记摆放,确保幼儿安全使用 2. 清洁用品(水桶、抹布、拖把、刷子、洗涤剂等)集中收纳在盥洗室,保持整洁,摆放有序,及时清理垃圾,地面随时保持干爽 3. 生活物品(书包、衣物、床铺等)归纳整齐,床铺及时清扫,叠放整齐
	环境创设	1. 活动室的环境创设以教育性、趣味性为主,根据幼儿年龄特点创设环境 2. 盥洗室的环境以培养幼儿良好习惯为目标,创设七步洗手法、如厕排队等正确指引标识,帮助幼儿养成良好习惯 3. 睡眠室应给幼儿提供安静、温馨、舒适的睡眠空间,科学摆放床位,保持室内良好空气,保证幼儿良好的睡眠 4. 班级门口主题墙面和走廊墙面设计,以儿童为主体。家园联系栏可以放置幼儿园的保育措施,介绍幼儿教育的日常妙招,加强与家长的联系

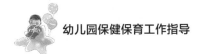

二、保育工作评价原则

为了更好地提升幼儿园保育工作质量,提高教师对保育工作的重视,幼儿园需要对保育工作进行科学、多元的评价。幼儿园保育评价以促进"保教结合"为目的,从保育观念、关注要点、配合要点、资源转化四个方面为幼儿园制订保育评价方案提供依据。

(一)加强学习,更新保育观念

保育师要时常更新自己的保育观念,将保教结合作为完成保育工作的重要前提。保育工作并非是保育师的专利,应该由教师和保育师共同承担。一方面,教师和保育师要时刻关注幼儿的心理和行为发展,及时抓住教育契机,进行随机教育,促使幼儿全面发展;另一方面,在教育教学活动中,教师也应该高度重视幼儿的身体状况,为幼儿提供一个安全、温暖、友爱的保育环境,让幼儿处于轻松和谐的氛围中。同时,幼儿园要通过专家培训、外出访问学习、保育师与教师之间的经验交流等方式,不断加强保育师专业理论的学习,提升其专业素养。

(二)聚焦生活,促进幼儿发展

保育师应该更加关注幼儿的生活教育,培养幼儿生活习惯,在幼儿的言行和交流中,主动挖掘教育资源,积极发挥随机教育的作用,幼儿园可以通过观察、访谈等方式真实地评价保育师在幼儿日常生活中的保教结合状态。

(三)明确职责,配合教学工作

保育工作并不只是保育师的工作,需要教师和保育师之间的相互配合。一方面教师要为保育师分担一定的保育工作,并在保育工作中充分发挥随机教育作用;另一方面保育师也要适当参与到教学和游戏活动中,辅助教师进行教学和游戏活动,在辅助中提升自身的素质,促进幼儿发展。

(四)重视环境,推动资源转化

《幼儿园教育指导纲要(试行)》指出:"必须充分利用自然环境和社区的教育资源,扩展幼儿生活和学习的空间。"这里"环境"的内涵比人们通常所说的环境内涵扩大了很多,它不仅包含了物质环境或自然环境,如幼儿园内外的设施建筑、卫生安全等,还包括了精神环境。幼儿在环境中成长和发展,环境作为一种隐性课程,具有独特的教育价值,我们应该尽量使物质环境充分发挥其育人价值,营造融洽、和谐、健康的精神环境,并且将环境中的教育价值渗透到教学活动中。所以幼儿园要重视保育师专业能力的培养,提高保育师对环境的资源转化能力。

三、保育工作评价常用表格

在幼儿园保育评价过程中,保育师、管理者都是保育评价工作的参与者。保育师需定期对照幼儿园保教管理制度,及时对本班幼儿生活管理、班级卫生及保教配合等方面进行反省和总结,提高自己的保育水平。幼儿园管理者可通过量化考核、专项培训、实操练习等方式,对保育工作进行多元评价,激发保育师工作的积极性和主动性。根据园所发展情况,幼儿园需建立考核评价制度和评价体系,本书仅为读者提供一些可以参考的常用表格作为借鉴,可扫二维码查看。

保育师专业能力
自评表

保育师实操比赛
评分表

幼儿园保育师工
作日志

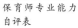

实战演练

一、填空题

在线练习

1. 幼儿在园的一日活动主要包括生活活动和学习活动,因此幼儿园保育工作可以分为_____中的保育和_____中的保育。

2. 入园环节是保育师在园工作的第一个环节,具体工作内容为:_____、_____、_____和活动室除尘消毒。

3. 户外教育活动时,保育师需要提前了解体育_____、_____,准备_____,熟悉游戏玩法及材料使用方法。

4. 幼儿园保育评价以促进"保教结合"为目的,从_____、关注要点、_____、资源转化四个方面为幼儿园制订保育评价方案提供依据。

二、判断题

1. 对幼儿来说,身体的发展,基本的生活习惯和生活能力的形成不是最为重要的目标。 （ ）

2. 保育师要时常更新自己的保育观念,将保教结合作为完成保育工作的重要前提。 （ ）

3. 午餐及餐后活动时,保育师要配合主班教师做好餐前准备,按流程消毒桌面。但不需要提醒幼儿进餐礼仪,关注个别用餐慢的幼儿。 （ ）

4. 幼儿园的保育工作除了在幼儿一日生活活动中,还存在于有目的、有计划、专门的教育活动中,主要包括室内教育活动和户外游戏活动。 （ ）

5. 班级教学计划由班级教师共同制订,保育师不需要参与。 （ ）

三、选择题

1. 幼儿一日生活活动主要有（ ）。
   A. 学习　　　　　B. 游戏　　　　　C. 户外活动　　　　D. 进餐、午睡

2. 保育师的教育专业素养除要求具有先进的教育理念,良好的教育能力,还需要具有一定的（ ）。
   A. 研究能力　　　B. 学习能力　　　C. 管理能力　　　D. 交往能力

3. 保育师要配合班级教师做好幼儿晨间接待,晨检时对幼儿做到一看,二摸,三查,四问。三查要查什么?（ ）
   A. 幼儿书包　　　　　　　　　　　B. 检查幼儿衣兜
   C. 身体有无异样　　　　　　　　　D. 情绪是否有异样

4. 教师要随时关注幼儿饮水情况,保证幼儿每次饮水量达到（ ）。
   A. 50 ml　　　　B. 80 ml　　　　C. 100～150 ml　　　D. 200 ml

5. 午睡对幼儿良好睡眠习惯的养成及身体发育有重要意义,3～6岁幼儿午睡时间一般在（ ）个小时。
   A. 1.5　　　　　B. 2　　　　　　C. 2～3　　　　　D. 3.5

6. 保育师在入园准备环节中要先开窗通风,根据季节及天气变化,夏季可持续开窗通风,冬季前后对流的开窗时间为（ ）分钟。

A．5　　　　　　　　B．20　　　　　　　　C．10～15　　　　　　　D．30

7. 进餐环节是幼儿园进行营养补给的重要环节,保育师在此环节中要做到参加消毒、餐后卫生整理,还需要负责(　　)的工作内容。

A．分餐指导　　　　　　　　　　　　B．清点幼儿人数

C．按照"清—消—清"流程擦拭餐桌　　　D．注意对幼儿食物过敏的特殊护理

8. 离园活动是保育工作和幼儿在园生活的最后一个环节,在注意事项中保育师要关闭活动室内的电源及协助教师(　　)。

A．清洗幼儿口杯　　　　　　　　　　B．和幼儿进行总结性谈话

C．帮助幼儿整理衣装　　　　　　　　D．清洗、消毒幼儿生活用品

9. 在区域游戏活动中,保育师在活动中的工作内容除了不要过多干预幼儿活动,要根据游戏情况采取不同的指导措施,还要(　　)。

A．检查活动区的材料　　　　　　　　B．对重点指导区域进行分工

C．发现问题及时反馈给班级教师　　　D．进行卫生工作的清扫

10. 幼儿户外活动不得少于(　　)小时,冬季不得少于(　　)小时。

A．2,1　　　　　　　B．3,1　　　　　　　C．2.5,2　　　　　　　D．1.5,1

四、论述题

午睡到一点半的时候,瑶瑶小朋友翻了翻身,在被子里动了动,睁开眼睛坐了起来。保育师轻轻地走过去蹲在她床前问:"怎么了,要小便吗?"她看看保育师说:"老师,我尿床了。"保育师赶忙帮她掀开被子,果然床的中间画了一个"圆形"。保育师马上说:"没关系,老师帮你拿衣服。"瑶瑶尿床已经有几次了,尿床的时间基本就是在中午1点半。于是保育师开始了帮助瑶瑶的计划:在午睡前,关注饮水量,避免过多喝水、喝汤,并提醒她去小便;睡着后在1点左右再提醒瑶瑶去小便;偶尔瑶瑶尿床了,不刻意强调,顺其自然帮她换内裤、晾被子,淡化尿床的事情。经过一段时间的坚持,瑶瑶已经有一周没有尿床了,孩子很高兴,爸爸妈妈也很高兴。

针对瑶瑶尿床情况,保育师处理方式合理吗?请结合保育工作职责,进行分析。

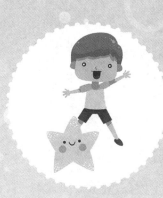

模块四

幼儿园卫生消毒工作

▶▶ 模块导读

　　《幼儿园工作规程》明确指出：幼儿园应当建立卫生消毒、晨检、午检制度和病儿隔离制度，配合卫生部门做好计划免疫工作。《托儿所幼儿园卫生保健管理办法》也强调：严格执行卫生消毒制度，做好室内外环境及个人卫生。幼儿园是孩子集体生活与游戏的场所，做好卫生消毒工作是预防疾病并为幼儿提供整洁、安全、卫生、舒适环境的基础工作。因此本模块任务一对幼儿园卫生消毒常用词的概念、种类和要求进行了阐述，通过了解卫生消毒工作的基本常识，为实践操作提供理论支持。任务二结合案例分析幼儿园卫生消毒工作的方法和内容，了解每一种物理和化学消毒方法的适用范围、操作要求和注意事项，掌握班级卫生消毒的内容，以期能够全面、科学、适用地选择不同消毒方法对班级空气、物表、物品等做好消毒工作。任务三为了让学习者身临其境、快速熟练掌握每项卫生消毒工作，采用"文字＋流程＋视频"的形式从准备工作、操作步骤、注意事项等方面进行详细介绍，让学习者通过扫码观看卫生消毒工作，体会做好幼儿卫生消毒工作的重要性和细致性，能够以爱岗敬业、教书育人的精神做好本职工作，在履职尽责中体现保育育人的价值。

▶▶ 学习目标

1. 了解幼儿园卫生消毒工作的概念、分类和内容。
2. 熟练掌握规范的幼儿园班级卫生消毒工作的方法和流程。
3. 正确认识幼儿园卫生消毒工作的意义，科学按照卫生消毒工作流程做好幼儿园卫生消毒工作。
4. 在实践操作中体会卫生消毒工作对幼儿健康成长的重要性，培养学习者爱岗敬业的职业精神。

▶▶ 内容结构

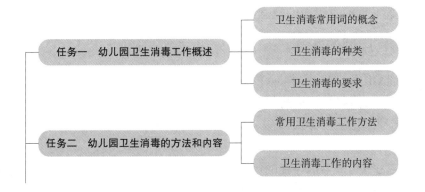

- 任务一　幼儿园卫生消毒工作概述
  - 卫生消毒常用词的概念
  - 卫生消毒的种类
  - 卫生消毒的要求
- 任务二　幼儿园卫生消毒的方法和内容
  - 常用卫生消毒工作方法
  - 卫生消毒工作的内容

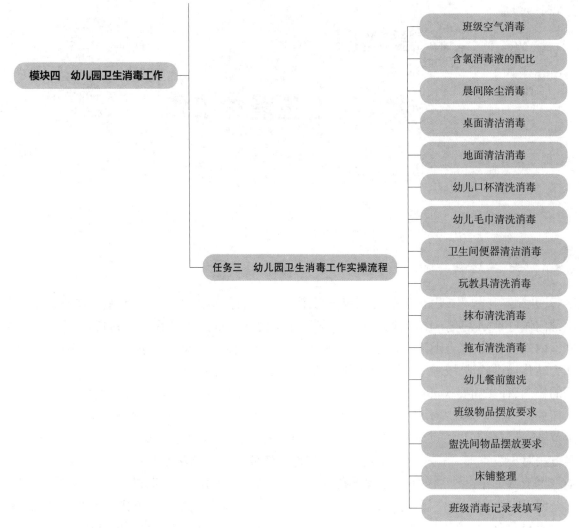

模块四　幼儿园卫生消毒工作

任务三　幼儿园卫生消毒工作实操流程

- 班级空气消毒
- 含氯消毒液的配比
- 晨间除尘消毒
- 桌面清洁消毒
- 地面清洁消毒
- 幼儿口杯清洗消毒
- 幼儿毛巾清洗消毒
- 卫生间便器清洁消毒
- 玩教具清洗消毒
- 抹布清洗消毒
- 拖布清洗消毒
- 幼儿餐前盥洗
- 班级物品摆放要求
- 盥洗间物品摆放要求
- 床铺整理
- 班级消毒记录表填写

情境导入

　　保育何老师提来一桶清水(约 2 000 ml),打开储物柜的锁,取出 2 片含氯消毒片放入水中,静置 10 秒,然后放入毛巾进行浸泡。请问作为幼儿园保育老师该如何配置消毒液,达到消毒要求?

任务一　幼儿园卫生消毒工作概述

　　卫生消毒工作是幼儿园保健保育工作中的重要环节,是阻止幼儿园常见病和传染病发生的第一道防线。因此了解卫生消毒工作的概念、种类和个人卫生要求是做好卫生消毒工作的理论基础。

一、卫生消毒常用词的概念

　　首先要厘清清洁、消毒、预防性消毒、疫源地消毒的概念。

　　清洁:指用物理方法清除被污染物体表面的有机物、污迹和尘埃。

　　消毒:指使用物理或化学的方法清除、杀灭各种生存在物体及物品上的病原微生物(病毒、细菌),使其达到无害化。

　　预防性消毒:在无明确传染源存在的情况下,对可能受到病原体污染的环境、物品进行消毒。

　　疫源地消毒:对明确的有传染源存在或感染过的环境、物品所采取的消毒措施。

二、卫生消毒的种类

幼儿园的卫生消毒工作通常分为预防性消毒和疫源性消毒两类。预防性消毒指在未发现传染源的情况下,对可能被病原体污染的物品、场所和人体进行的消毒,如对幼儿园的桌面、玩具、餐具、毛巾以及房屋空间等消毒,均为日常预防性消毒。疫源性消毒指对有污染源存在的地区进行消毒,以免病原体向外传播。通常应根据传染病病种,确定消毒方法和消毒液配比浓度。以下案例就呈现了幼儿园开园前的卫生消毒准备工作。

案例分析

案例: 疫去春来,小狮子幼儿园为了做好疫情防控工作并且顺利地复课复学,某日上午老师们认真学习卫生消毒流程,积极执行配合开展疫情防控开学"实战模拟"演练,并对园内进行无死角清洗消毒。开学后,教师在做好日常卫生消毒工作的同时,规范幼儿入园秩序,启动幼儿园突发公共卫生事件应急预案。开学第一天,一名小班幼儿因病毒性感冒出现呕吐,保育老师按流程及时处理呕吐物并进行消毒,将幼儿送往保健室就诊。

案例体现了哪两类幼儿园卫生消毒工作? 如何做好卫生消毒工作?

分析: 该幼儿园对疫情防控所做的消毒以及日常消毒均属于预防性消毒,对幼儿呕吐物的处理消毒属于疫源性消毒。案例启示我们,幼儿园疫情防控工作不仅要从意识上高度重视,了解卫生消毒知识,还应进行模拟训练规范处置流程,只有这样才能真正阻止病毒影响幼儿健康。

三、卫生消毒的要求

根据《幼儿园工作规程》和《托儿所幼儿园卫生保健工作规范》,幼儿园做好卫生消毒工作需注意以下三个方面。

第一,建立完善的卫生消毒制度。制度是各项工作顺利开展的保障,如室内外环境卫生消毒制度、玩教具清洁消毒制度、常用物品清洁消毒制度、食堂卫生消毒制度、餐饮具消毒制度、保健室卫生消毒制度、卫生检查制度等。完善的卫生消毒制度体系有助于保障消毒工作得以落实,以下案例就阐述了没有严格执行玩教具消毒制度所产生的后果。

案例分析

案例: 小狮子幼儿园的某教师每次消毒都对园内桌椅、地面、门窗、各区域环境、寝室、盥洗室等进行喷洒式消毒,水杯、餐具每天清洗并放入蒸汽消毒柜中,通过高温蒸汽消毒。同时对于平时容易忽视的卫生死角,也做到及时清理。放假前,该教师对玩具进行了清洗消毒、收纳,但还未完成沥水、晒干的工作,开学时发现玩具已经发霉了。

案例中消毒工作存在哪些不足? 为什么?

分析: 该教师在日常卫生消毒工作中能够按照要求落实物表消毒和物品消毒,但在放假前对玩具的消毒中,没有将玩具消毒后沥水晾干然后归纳,导致发霉。其原因在于教师没有严格执行幼儿园玩教具消毒制度,幼儿园也没有在放假前对各班级卫生消毒工作监督检查。

第二,明确各岗位人员职责。为确保幼儿园的卫生消毒工作落到实处,要制定各岗位人员工作职责,如园长职责、保教人员职责、保健人员职责等,做到一级抓一级,层层抓落实。

第三,使用符合国家标准或规定的消毒器械和消毒剂,环境和物品的预防性消毒方法应当符合要求。

任务二　　幼儿园卫生消毒的方法和内容

幼儿的自理能力有限,自我管理能力不高,有待成人帮助,保健人员要在班级老师的帮助下做好班级每日的卫生消毒工作,从而营造干净、卫生、安全的环境。但是做好此项工作也需要科学的方法和程序,绝不是"擦干净"就可以,要根据不同的消毒对象,选择不同的消毒方法,遵循科学的消毒流程,才能达到消毒的效果。

一、常用卫生消毒工作方法

幼儿园的卫生消毒工作要针对不同的对象,选择合适的消毒方法,才能达到良好的消毒效果。幼儿园常用的消毒方法有物理消毒和化学消毒两种方法。

(一) 物理消毒

物理消毒法是利用物理因素清除或杀灭病原微生物,常用的方法有自然净化法、机械消毒法、日光消毒法、热力消毒法、光照消毒法。

1. 自然净化法

自然净化法是指利用日晒、雨淋、风吹、干燥、高温等自然因素进行消毒。在良好的通风条件下,任何一种病菌都很难生存,室内经常通风换气,可以稀释或减少致病因子。在通风良好的情况下,每日开窗 2 次以上,每次 30 分钟便可达到较好的消毒效果。

2. 机械消毒法

机械消毒法是指非传染病流行的季节,利用自来水的机械作用冲洗或刷洗达到清洁的目的,但不能杀死病原体,如日常清洁卫生间利用水的机械作用清洗、刷洗、擦拭、冲淋。此方法简便易行,无毒无害,经济实惠,适用范围较广(见图 4 - 1)。

3. 日光消毒法

对一些不宜清洗消毒的玩具、图书、被褥等,可放在日光中照晒,利用紫外线强烈的杀菌作用达到消毒目的。此方法简便易行,但要注意暴晒物品不要叠放,要定时翻晒,每次晒 4～6 小时。每周或每两周晒一次(见图 4 - 2)。

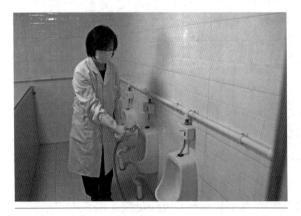

图 4 - 1　高压水枪清洗卫生间污渍

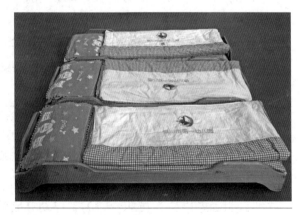

图 4 - 2　日光消毒被褥

4. 热力消毒法

热力消毒法是幼儿园常用的、有效的消毒方法,可利用热力消毒杀灭细菌、病媒病毒等病原微生物,适用于餐具、口杯、毛巾等耐湿耐热物品的消毒。常使用专用的消毒柜,温度达到80℃以上,作为预防性消毒每日持续蒸汽消毒15～20分钟,污染物品消毒则要持续30分钟。

5. 光照消毒法

利用红外线、紫外线的杀菌作用。常用的有紫外线消毒灯和臭氧消毒灯,适用于保健室、观察(隔离)室、食堂、教室、活动室、卧室等空间消毒,不易产生死角。

用于室内空气消毒的紫外线消毒灯有移动和悬挂式两种,紫外线灯的使用要求为每立方米不少于1.5瓦,照射时间为30～60分钟。对于物体表面消毒,紫外线灯垂直距离应在1米以内,照射时间为30～60分钟。紫外线灯使用不当会达不到消毒效果,或者给幼儿带来严重的伤害,一定要慎重。下文的案例就分析了因线路问题引发紫外线灯对幼儿的意外伤害事故。

案例分析

　　案例:下午离园后,某幼儿园大班多位幼儿家长发现,孩子眼睛出现红肿、疼痛、流泪等症状,要求幼儿园查明原因。次日,幼儿园负责人回应,是因为幼儿园线路跳闸,恢复用电后,老师不小心将紫外线消毒灯打开,未及时关掉。由于这种消毒灯的电闸和其他照明灯的电闸并排连在一起,稍微不注意,就有可能发生误开的情况,且幼儿园对这些消毒灯并没有做出特别的提示和说明,也没有专门的监管制度,这些消毒灯被当成普通灯具管理。这位负责人称,孩子治疗费用将由幼儿园承担,不会推卸责任,在接下来的体检中,会专门对幼儿的眼睛进行复查,为了避免类似事情再次发生,将对消毒灯的开关进行改造单独设置。

　　为避免案例中出现的问题,幼儿园应如何安全使用紫外线消毒灯?

　　分析:紫外线消毒原理类似在太阳光下暴晒,利用波长为253.7纳米的紫外线能让细胞的遗传物质发生改变,达到消毒杀菌的目的。正是由于紫外线的这种特性,导致了它对人体裸露的皮肤和眼睛也会造成伤害。幼儿园使用紫外线灯消毒应建立消毒制度,明确消毒时间,在开关处标注注意事项,幼儿户外活动时打开,幼儿入班前由专人负责关闭。利用紫外线消毒灯消毒时,房间内应无人,保持清洁干燥,减少尘埃和水雾。

(二) 化学消毒

化学消毒方法是利用各种化学消毒粉剂、液体、片剂,对各种物体表面和物品进行消毒,起到杀灭细菌、病毒的作用,通常采用擦拭、浸泡、喷洒、冲洗等方法。化学消毒方法应用范围广,使用方便、价廉,但有一定腐蚀性和刺激性,过量使用会造成环境污染。

幼儿园常用化学试剂有含氯消毒剂(如次氯酸钠、漂白粉)、过氧乙酸、乙醇、碘伏等。不同化学试剂使用范围和要求是不同的。

1. 含氯消毒剂

目前幼儿园最常使用的含氯消毒剂是消毒泡腾片,此外还有84消毒液、漂白粉等消毒剂,适用于园所环境,以及玩教具、便具、纺织品、医疗器具等物品的消毒。通常用于预防性消毒,浓度需根据包装说明进行配比,一般情况下消毒液作用时间为5～10分钟,用于传染病消毒时,消毒液作用时间为20～30分钟。

含氯消毒剂使用注意事项

有效的含氯消毒液要现用现配。粉剂易受潮,要密闭保存、放置于阴暗处。液体稳定性较差,存放时间过长会失效。

含氯消毒液对织物有漂白作用,有颜色的玩教具及织物不宜使用。

含氯消毒液对金属有腐蚀作用,所以不宜用金属器皿盛装。如果用金属器皿盛装含氯消毒液,使用后要用清水冲干净。使用含氯消毒剂对餐饮具、体温表消毒后,必须用清水冲干净残留的消毒液,以免对人体造成伤害。

2. 过氧乙酸

主要用于公共场所及疫源地的消毒,可用喷洒、熏蒸或者气溶胶喷雾等多种方法进行。对房屋空间消毒,要提前关闭门窗,使用浓度为 2% 的过氧乙酸溶液（8 ml/m³）喷雾消毒,保持时间应当为 30~60 分钟。完毕后打开门窗通风。后疫情时代幼儿园卫生消毒工作的要求逐步提高,也可采用过氧乙酸消毒。

3. 乙醇（酒精）

适用于手、皮肤、医疗器械、体温计等的消毒。常用 75% 浓度的酒精浸泡、擦拭,可快速杀灭细菌、真菌及部分病毒,主要用于对皮肤外伤的消毒。由于酒精具有可燃性,容易挥发,要密闭保存。

4. 碘伏

常用液体浓度为 0.3% 和 0.5% 的碘伏擦拭、浸泡和冲洗皮肤、黏膜、手,可杀灭细菌、真菌和病毒,对皮肤黏膜无刺激。需要注意的是对碘过敏者慎用,还要避免碘伏接触银和铝金属物品。以下案例就分析了因碘伏使用不当对幼儿造成的二次伤害。

案例分析

案例:4 岁女孩小华在村里的某幼儿园上小班。一天,小华在幼儿园和其他小朋友打闹,导致脸部受伤。见到小华受伤,幼儿园的老师很心急,对小华脸上的伤口进行了消毒处理。当天放学后,小华的姥姥到幼儿园接小华,发现小华脸上有伤口,小华的姥姥被告知,小华在幼儿园跟其他小朋友打闹时受伤。事发当晚,小华的父母带着小华到医院治疗,医生检查后,发现小华脸上的伤为灼伤,不像打闹所致,这是怎么回事? 小华的父母当即与幼儿园的老师取得联系。老师告诉小华的父母,小华受伤后,她给小华的伤口涂抹了"碘伏"消毒。为了弄清事情的来龙去脉,小华的父母要求调取幼儿园内部的监控视频。小华的父母经过查看监控视频,发现小华的老师在慌乱间,将一种名为加香甲酚皂溶液的液体直接抹在小华的伤口处。加香甲酚皂溶液是一种消毒液,对皮肤黏膜有腐蚀性。

造成小华伤口灼伤的原因到底是什么?

分析:造成小华伤口灼伤的原因是教师对加香甲酚皂溶液和碘伏消毒液两种消毒液的使用知识掌握不够,操作失误将加香甲酚皂溶液当作碘伏涂在幼儿伤口,导致伤口灼伤。加香甲酚皂溶液为消毒防腐剂,用于器械、环境消毒及处理排泄物,对皮肤和黏膜有腐蚀性,要严格防止与皮肤黏膜接触。而碘伏可用来擦拭皮肤,起到杀灭细菌、真菌和病毒的作用,对皮肤黏膜无刺激,幼儿园常用来对幼儿的伤口进行消毒处理。

二、卫生消毒工作的内容

幼儿园卫生消毒工作主要包括：日常清洁卫生、预防性清洁卫生与消毒、传染病发生后的卫生与消毒。在日常清洁工作中，工作内容主要有：空气消毒、物体表面卫生消毒、班级物品卫生消毒和个人卫生要求。

（一）空气消毒

采用空气消毒，每日开窗通风 2～3 次，每次 15～30 分钟（视天气情况灵活掌握）；不具备开窗通风条件时，可使用紫外线灯消毒，每次持续照射时间不少于 30 分钟。

（二）物体表面卫生消毒

常见物体表面消毒对象为地面、桌面、墙面、窗台、家具表面、楼梯扶手、玩教具、毛巾架、口杯保温柜，每日应擦拭 2 遍。传染病流行季节按清—消—清的流程，各擦 1 遍。室内环境每日湿式清扫 2 次，清水湿抹湿扫。

（三）班级物品卫生消毒

1. 口杯卫生消毒

每日至少消毒 1 次，如幼儿园上午喝牛奶或豆浆，应增加清洗消毒 1 次。使用消毒柜消毒，必须使用符合国家标准规定的产品。保洁柜无消毒作用，不得代替消毒柜（见图 4-3）。

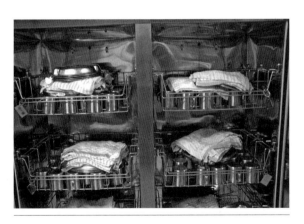

图 4-3 消毒柜毛巾、口杯高温消毒

2. 毛巾、被褥和窗帘消毒

毛巾每日清洗消毒，肥皂搓洗后用清水过干净，松散开，放入消毒柜消毒 30 分钟（毛巾消毒前不要拧得太干，以免烤煳）。被褥每两周晾晒 1 次，每月清洗 1 次。窗帘每学期清洗 1 次。

3. 毛巾架、口杯箱卫生消毒

表面每日用清水擦拭 1 遍，如使用含氯消毒液擦拭口杯箱、毛巾架，擦后消毒时间为停留 10～15 分钟，然后用清水将残留消毒液擦拭干净。

4. 厕所、便具、水池卫生消毒

每日水池、厕所用后随时冲洗干净，要求厕所无黄垢、无异味，厕所内每天用消毒液冲洗。便具、吐泻物容器用含氯消毒液浸泡，浸泡消毒时间为 10～30 分钟。地面保持清洁干燥，每日用清水拖 2 遍。传染病流行季节再用消毒液拖 1 遍，水龙头每日用肥皂水、清水早晚擦拭 1 遍。

5. 玩教具、图书卫生消毒

玩教具、图书每周至少通风晾晒 1 次,定期更新。对于可以湿式擦拭的玩具,可用清水擦拭或清洗;每周用含氯消毒液擦拭,表面擦拭或浸泡消毒时间为 10~30 分钟。

6. 抹布、拖把卫生消毒

抹布、拖把每次使用后用肥皂水、清水冲洗干净,每日用消毒液浸泡冲洗,浸泡消毒时间为 20 分钟,消毒后可直接控干或晾干存放。卫生间里应设摆放抹布、拖把的空间(见图 4-4 和图 4-5)。

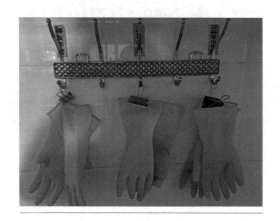

图 4-4 消毒手套分类悬挂

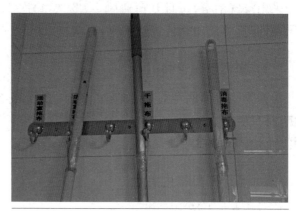

图 4-5 拖布分类悬挂

(四) 个人卫生要求

作为幼儿园的保教人员,一定要秉承爱岗敬业的职业精神和态度,按照卫生消毒要求,为幼儿营造安全、整洁、卫生的环境,同时要注重个人卫生,用无声的力量引导幼儿养成讲卫生、爱干净的好习惯。

首先,儿童日常生活用品专人专用,保持清洁。要求每人每日 1 巾 1 杯专用,每人 1 床位 1 被。

其次,培养儿童良好卫生习惯。饭前便后应当用肥皂、流动水洗手,早晚洗脸、刷牙,饭后漱口,做到勤洗头洗澡换衣、勤剪指(趾)甲,保持服装整洁。

最后,工作人员应当保持仪表整洁,注意个人卫生。饭前便后和护理儿童前应用肥皂、流动水洗手;上班时不戴戒指,不留长指甲;不在园(所)内吸烟。

案例分析

案例:2021 年 3 月,某区卫生监督执法人员对一家民办托幼机构进行日常监督检查时发现,该幼儿园不能提供 3 月份幼儿晨午检记录、因病缺勤追踪记录,小一班通风消毒记录最后记录时间为 3 月 25 日。经进一步调查询问证实其为未严格按照《托儿所幼儿园卫生保健工作规范》开展卫生保健工作。针对该问题,执法人员曾于 2020 年底下达过责令立即改正的卫生监督意见。

视频

因病缺勤病因追查记录表填写流程

案例中幼儿园消毒记录工作有哪些不完善的地方?应如何整改?

分析:该幼儿园未严格按照《托儿所幼儿园卫生保健工作规范》开展卫生保健工作,且逾期不改的行为违反了《托儿所幼儿园卫生保健管理办法》被警告处分。因此,托幼机构应严格落实各项传染病预防控制制度,建立幼儿晨检、因病缺勤病因追踪与登记制度(可扫码查看)、卫生消毒制度。托幼机构的教师每日应做好消毒通风工作,并及时做好记录。

任务三　幼儿园卫生消毒工作实操流程

　　了解幼儿园卫生消毒工作的概念、种类和方法后,更重要的是掌握具体的操作流程和注意事项,科学、规范地做好卫生消毒工作。本任务主要从班级空气消毒、含氯消毒液的配比、晨间除尘消毒、桌面清洁消毒、地面清洁消毒、幼儿口杯清洗消毒、幼儿毛巾清洗消毒、卫生间便器清洁消毒、玩教具清洗消毒、抹布清洗消毒、拖布清洗消毒、幼儿餐前盥洗、班级物品摆放要求、盥洗间物品摆放要求、床铺整理、班级消毒记录表填写十六个方面详细进行介绍。

一、班级空气消毒

　　班级常用的空气消毒方法有开窗通风和紫外线灯照射消毒两种(见图4-6)。

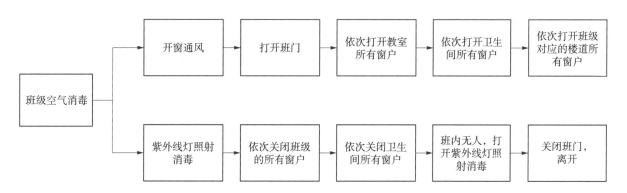

图4-6　班级空气消毒流程图

(一)开窗通风

第一步:打开班门。
第二步:走到教室窗户旁边,依次打开所有窗户。
第三步:走到卫生间,依次打开所有窗户。
第四步:走到班级对楼道窗户旁边,依次打开所有窗户。

班级空气消毒流程

(二)紫外线灯照射消毒

第一步:关闭教室所有窗户。
第二步:关闭卫生间所有窗户。
第三步:确保班内无人,打开紫外线灯照射不少于30分钟。
第四步:关闭班门,离开。

(三)注意事项

1. 开窗通风
(1)班内门窗、楼道窗户必须同时打开,此做法为有效开窗通风。
(2)幼儿入园前须开窗通风,开窗时避免风直接吹到幼儿身上。
(3)夏季开窗通风时间可为全天,冬季开窗通风频率为每天不少于3次,每次通风时间不少于30分钟,其他时间根据天气情况而定,每天开窗不少于2小时。

2. 紫外线灯照射消毒

（1）紫外线灯照射消毒时间，可选在幼儿户外活动时，每天一次。

（2）幼儿进班前 10 分钟关闭紫外线灯，并打开门窗通风换气。

（3）紫外线灯管每周用 75％的酒精擦拭消毒一次。

3. 定期对班级内空气用含氯消毒剂进行喷洒（雾）消毒

二、含氯消毒液的配比

（一）物品准备

含氯泡腾消毒片（有效氯含量为 500 mg/片），消毒手套，带盖、标刻度的消毒桶，清水。

（二）消毒液配比方法

表 4-1 介绍了幼儿园消毒液配比的浓度和方法。

表 4-1　消毒液配比方法

消毒类别	消毒液浓度	配比方法
日常消毒	500 mg/L	1 L 水中放入 1 片（500 mg/片）含氯消毒片，2 L 水中放入 2 片（500 mg/片）含氯消毒片，以此类推
传染病期间消毒	1 000 mg/L	1 L 水中放入 2 片（500 mg/片）含氯消毒片，2 L 水中放入 4 片（500 mg/片）含氯消毒片，以此类推

（三）消毒液配比流程（以配置 2 L 浓度为 500 mg/L 的消毒液为例）

第一步：戴消毒手套，取下消毒桶盖，桶盖内壁朝上，避免污染。

第二步：消毒桶内注入清水至刻度线 2 L 处，检查含氯消毒片是否在有效期内，取两片放入消毒桶中（注意投放时，不要正对消毒桶，保持一定距离），盖上消毒桶盖，静置 5～15 分钟后，方可使用。

具体流程可见图 4-7。

含氯消毒液配比流程

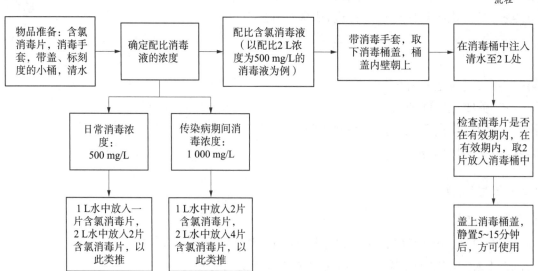

图 4-7　含氯消毒液配比流程图

（四）注意事项

（1）消毒片置于高处幼儿接触不到的储物柜里。

（2）消毒液现配现用。

（3）配置时，面部不正对配置容器，避免刺激呼吸道。

三、晨间除尘消毒

（一）物品准备

配好的消毒液、消毒手套、消毒抹布、清洁盆、擦灰抹布、清洁抹布、清洁拖布。

（二）晨间除尘消毒工作流程

第一步：戴手套，消毒抹布放入事先配制好消毒液的桶内，浸泡5～15分钟。

第二步：清洁盆内接适量清水，洗净擦灰抹布，按顺序依次擦拭口杯架、饮水机、门、门把手、储物柜、窗台、玩具柜、水龙头等幼儿接触到的物体表面。

第三步：将消毒抹布从消毒桶中取出、拧干，按第一步顺序依次擦拭幼儿接触到的物体表面（口杯架、饮水机、门、门把手、储物柜、窗台、玩具柜、水龙头等），停留5～10分钟。

第四步：用清洁抹布按第一步顺序依次擦拭幼儿接触到的物体表面（口杯架、饮水机、门、门把手、储物柜、窗台、玩具柜、水龙头等）。

视频

晨间除尘消毒工作流程

第五步：将用过的抹布用清水洗净，放置消毒桶中，浸泡5～20分钟后拧干，悬挂在固定位置。

第六步：打湿清洁拖布，将有灰尘的地面拖干净。

具体流程可见图4-8。

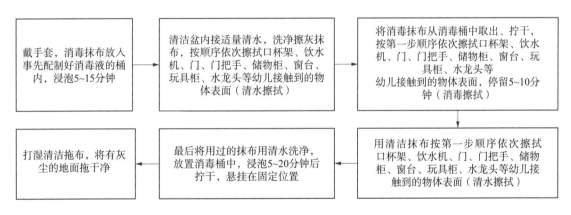

图4-8　晨间除尘消毒工作流程图

（三）注意事项

周一早晨所有班级需用清洁拖布将教室地面拖干净。

四、桌面清洁消毒

（一）物品准备

清水盆2个、带盖消毒桶、消毒手套、清水抹布2块、消毒抹布。

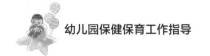

（二）桌面清洁消毒流程

第一步：戴消毒手套，消毒抹布浸泡在消毒液中 5～15 分钟，待用。

第二步：桌面清洁。拧干清水抹布，平铺放于桌角，双手按住横向"Z"字形擦拭；将用过的一面对折提起放桌角，双手按住纵向"Z"字形擦拭；将用过的一面对折放桌角，顺时针擦拭桌边及桌角，然后清洗抹布，放回原处。

第三步：桌面消毒。从消毒桶中取出消毒抹布拧干（注意桶盖内壁朝上），抹布平铺放桌角，双手按住横向"Z"字形擦拭；将用过的一面对折提起放桌角，双手按住纵向"Z"字形擦拭；将用过的一面对折放桌角，顺时针擦拭桌边及桌角（消毒液在桌面停滞 5～10 分钟），然后清洗抹布，放回原处。

第四步：桌面清洁。拧干清水抹布，平铺放桌角，双手按住横向"Z"字形擦拭；将用过的一面对折提起放桌角，双手按住纵向"Z"字形擦拭；将用过的一面对折放桌角，顺时针擦拭桌边及桌角，然后清洗抹布，放回原处。桌面消毒按"清—消—清"三步擦拭完毕后，将用过的抹布放入消毒桶中，浸泡 5～20 分钟后拧干，放回固定位置。

桌面清洁消毒流程

具体流程可见图 4-9。

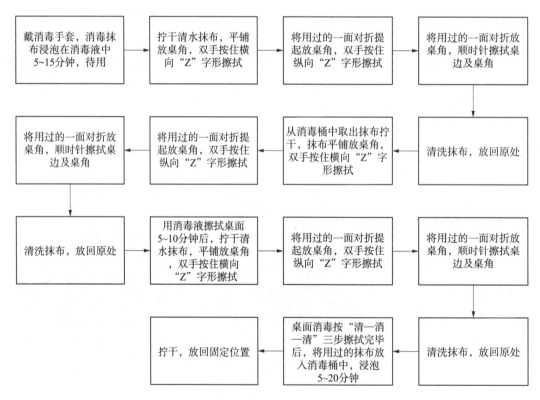

图 4-9　桌面清洁消毒流程图

（三）注意事项

（1）一张桌子每擦拭一次，抹布换一面，注意桌边沿的清洁消毒。

（2）及时清洗抹布，不能用一块抹布擦拭所有桌面。

五、地面清洁消毒

（一）物品准备

笤帚、簸箕、手套、拖布、消毒拖布、盛适量消毒液的消毒桶、拖布池。

（二）地面清洁消毒流程

第一步：准备工作。戴手套，拖布放入事先配制好消毒液的桶内，浸泡5~15分钟。

第二步：地面清扫。手持笤帚，由里至外将垃圾扫至一处，扫入簸箕，倒入指定垃圾桶，将簸箕、笤帚放入指定地点。

第三步：地面清洁。取下拖布，洗净、拧干。放置地面，用力压住拖布，由里至外、左右横向拖，遇到污渍时，可用力来回拖几次。拖至两头时，拖布用力转一下将脏污带走，抖落在固定地方，统一清扫。在拖布池内洗净拖布，拧干，悬挂于固定地方。

第四步：地面消毒。拖布从消毒桶中取出，拧干。放置地面，用力压住拖布，由里至外、左右横向拖。待所有地面拖完，将消毒拖布放入消毒桶中清洗干净。拧干，悬挂于固定地方。

具体流程可见图4－10。

视频

地面清洁消毒流程

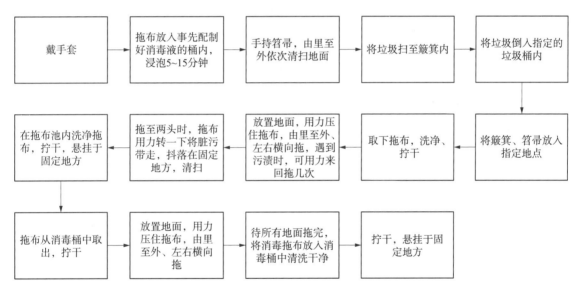

图4－10　地面清洁消毒流程图

（三）注意事项

（1）地面有饭渍时，清扫完后，再消毒。

（2）地面有油污时，用洗洁精水拖拭，再消毒。

（3）笤帚、簸箕有污渍或毛絮时及时清洗干净。

六、幼儿口杯清洗消毒

（一）物品准备

口杯桶两个、口杯、口杯刷、手套、洗洁精。

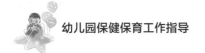

（二）清洗消毒流程

第一步：口杯桶内放入幼儿用过的口杯，加温水，浸泡5分钟。

第二步：戴手套，打湿口杯刷，滴洗洁精，取一个口杯，一手托住杯底，一手拿在口杯刷的三分之二处，用大拇指向外压住杯刷旋转两圈，刷洗口杯内壁、杯沿、杯内底部，再刷口杯外壁两圈，最后刷洗口杯把手。将刷洗过的口杯放入备用口杯桶内，继续刷洗下一个，以此类推，将用过的桶内外侧冲洗干净，备用。

第三步：口杯在流动水下冲洗干净，杯口向下放入桶内，直至全部冲洗干净，盖上桶盖。将用过的手套、口杯桶冲洗干净，放回固定位置，摆放整齐。

第四步：清洗干净的口杯，放入消毒柜中消毒1小时。

具体流程可见图4-11。

幼儿口杯清洗流程

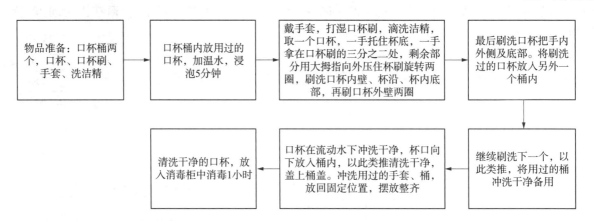

图4-11　幼儿口杯清洗消毒流程图

（三）注意事项

（1）口杯杯沿及把手内侧应着重刷洗。

（2）洗完的口杯桶应盖上桶盖防止污染。

（3）泡沫必须反复冲洗干净。

七、幼儿毛巾清洗消毒

（一）物品准备

清洁盆两个、手套、洗洁精、毛巾。

（二）清洗消毒流程

第一步：清洁盆内放幼儿用过的毛巾，滴入适量洗洁精，加温水，浸泡5分钟。

第二步：戴手套，双手揉搓毛巾，有污渍的毛巾单条反复搓洗，无污渍毛巾可2～3条一起清洗，将洗过的毛巾放入另一个盆内，充分浸泡。依次清洗完后，将用过的盆内外侧冲洗干净，备用。

第三步：毛巾在流动水下冲洗，无泡沫后，将洗干净的毛巾放入备用盆内，直至全部冲洗干净。将用过的盆内外侧以及手套清洗干净，放回固定位置，摆放整齐。

第四步：洗干净的毛巾放入毛巾消毒柜中，消毒1小时。

具体流程可见图4-12。

幼儿毛巾清洗流程

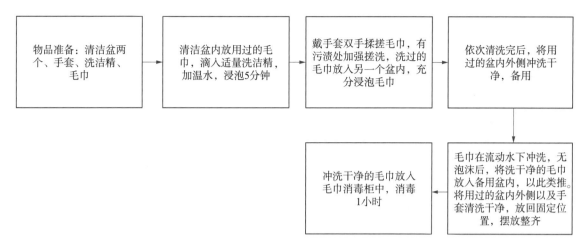

图 4-12　幼儿毛巾清洗消毒流程图

（三）注意事项

（1）有污渍的毛巾单条反复搓洗。

（2）无污渍的毛巾可两三条一起清洗。

（3）毛巾上的洗涤剂必须反复冲洗干净。

八、卫生间便器清洁消毒

（一）物品准备

卫生间清洁手套、马桶刷、洁厕灵、盛放 500 mg/L 含氯消毒液喷壶、马桶专用抹布。

（二）尿斗（马桶）清洁消毒流程

第一步：戴手套，冲尿斗（马桶），倒入适量洁厕灵，用马桶刷刷洗干净内壁，冲水。

第二步：打湿抹布，擦拭尿斗外壁、感应器（坐便器、马桶盖、马桶外壁），抹布洗净备用。

第三步：用已配好的含氯消毒液喷壶，喷洒尿斗里外、感应器（马桶里外、坐便器、马桶盖），静置5～10分钟后，用抹布擦净，洗净抹布即可。

（三）蹲便器清洁消毒流程

第一步：戴手套，水冲蹲便器里外，倒入适量洁厕灵，用马桶刷刷洗干净，冲水。

第二步：用已配好的含氯消毒液喷壶，喷洒蹲便器里外即可。

具体流程可见图 4-13。

视　频

卫生间便器清洗
消毒流程

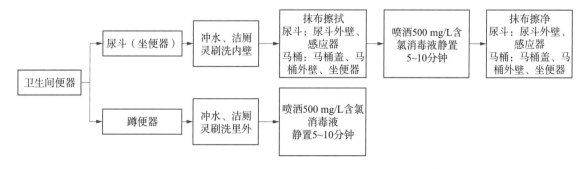

图 4-13　卫生间便器清洁消毒流程图

（四）注意事项

（1）洁厕灵与含氯消毒液不能同时使用。

（2）清洗马桶的抹布、手套要专用。

（3）马桶随用随冲。

九、玩教具清洗消毒

（一）物品准备

手套、书、毛绒玩具、塑料玩具和筐、已配好消毒液的带盖消毒箱、紫外线消毒车。

（二）塑料玩具清洗消毒

第一步：玩具拆开、分类摆放在玩具筐内。

第二步：戴手套，流动水下冲洗玩具，控干。

第三步：打开消毒箱盖，已清洗过的玩具置于筐内，直接放入消毒箱中，盖上箱盖，浸泡 15～30 分钟。

第四步：取出控水，流动水下反复冲洗将表面残留的消毒液冲洗干净，控干。

（三）毛绒玩具消毒

将清洗、晾晒干的毛绒玩具，摆放在紫外线灯下一米距离处，打开紫外线灯照射 30 分钟以上，关灯—翻面—打开照射另一面 30 分钟以上即可。

视频

玩教具清洗消毒流程

（四）书本消毒

看过的书立在紫外线灯下一米距离处，照射 1 小时或者用书本消毒柜消毒。

具体流程可见图 4-14。

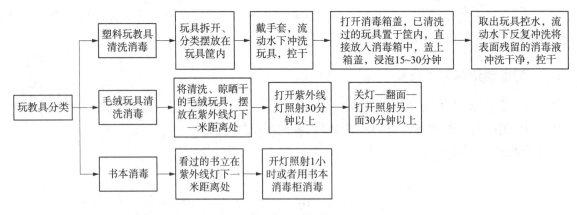

图 4-14　玩教具清洗消毒流程图

（五）注意事项

（1）塑料玩教具浸泡消毒时应全部浸没在消毒液中。

（2）塑料玩具消毒后，必须用清水反复多次冲洗。

（3）紫外线灯照射消毒物品表面时，应照射到每一面。

（4）紫外线灯照射消毒时，室内不得有人。

（5）毛绒玩具每月清洗、晾晒、消毒一次。

（6）玩教具有污渍时，应刷洗干净。

十、抹布清洗消毒

（一）准备物品

装有浓度为 500 mg/L 含氯消毒液的桶、手套、抹布、清洁剂（洗洁精、洗衣粉）。

（二）清洗流程

戴上手套，打湿抹布，滴适量洗洁精清洗，有污渍处用力揉搓至干净，然后用清水反复冲洗，无泡沫后，拧干备用。

（三）消毒流程

视频

抹布清洗消毒流程

抹布放入浓度为 500 mg/L 的含氯消毒液中，消毒液必须淹没抹布，浸泡 5～20 分钟后使用。冲洗手套，整理用物，放回固定位置，摆放整齐。

具体流程可见图 4-15。

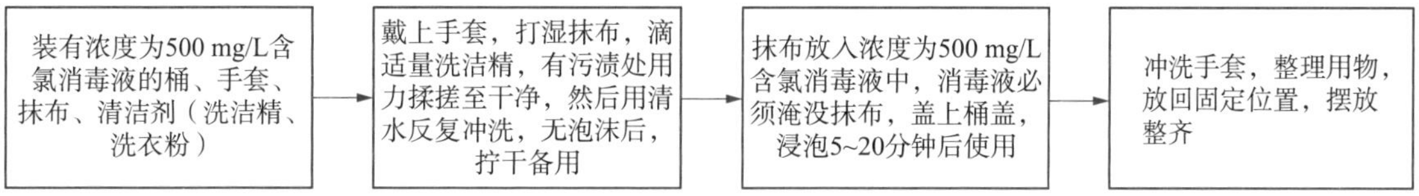

| 装有浓度为500 mg/L含氯消毒液的桶、手套、抹布、清洁剂（洗洁精、洗衣粉） | → | 戴上手套，打湿抹布，滴适量洗洁精，有污渍处用力揉搓至干净，然后用清水反复冲洗，无泡沫后，拧干备用 | → | 抹布放入浓度为500 mg/L含氯消毒液中，消毒液必须淹没抹布，盖上桶盖，浸泡5~20分钟后使用 | → | 冲洗手套，整理用物，放回固定位置，摆放整齐 |

图 4-15 抹布清洗消毒流程图

（四）注意事项

（1）班内或邻班有传染病时消毒液浓度翻倍。

（2）抹布不可与幼儿毛巾混用。

（3）抹布无法清洗干净时应及时更换。

（4）消毒抹布、擦灰抹布、清洁抹布不可混用。

十一、拖布清洗消毒

（一）准备物品

装有浓度为 500 mg/L 含氯消毒液的桶、手套、拖布、清洁剂（洗洁精、洗衣粉）。

（二）拖布清洗

戴上手套，取下拖布，放入水池打湿，倒适量洗衣粉，在流动水下，反复挤压拖布，将泡沫冲干净，挤压水渍后备用。

（三）拖布消毒

视频

拖布清洗消毒流程

将拖布放入已配置好的 500 mg/L 含氯消毒液中，盖上桶盖，浸泡 5～20 分钟。冲洗手套，整理用物，放回固定位置，摆放整齐。

具体流程可见图 4-16。

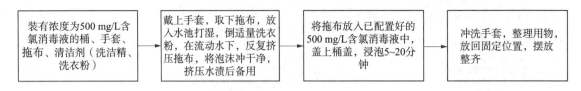

图 4‑16　拖布清洗消毒流程图

（四）注意事项

（1）班内或邻班有传染病时消毒液浓度翻倍。

（2）室内拖布不可与卫生间拖布混用。

（3）若拖布无法清洗干净时应及时更换。

（4）浸泡过的拖布应及时晾干。

十二、幼儿餐前盥洗

（一）盥洗流程

第一步：户外活动后，返回教室时在室外排队，男女分开，有序进入盥洗间。

第二步：卷起衣袖，打开水龙头，清洗双手，关掉水龙头，打肥皂。

第三步：按七步洗手法洗手。

内：掌心相对，手指并拢相互揉搓。

外：手心对手背沿指缝相互揉搓，双手交换进行。

夹：掌心相对，双手交叉沿指缝相互揉搓。

弓：半握拳，双手相扣，指背放在另一手掌心旋转揉搓，交换进行。

大：一手握另一手大拇指旋转揉搓，双手交换进行。

立：把指尖合拢在另一手掌心旋转揉搓，双手交换进行。

腕：揉搓手腕，双手交换进行。

第四步：打开水龙头，在流动水下反复冲净泡沫后，用前臂部关掉水龙头，用自己毛巾擦干双手。

具体流程可见图 4‑17。

幼儿餐前盥洗流程

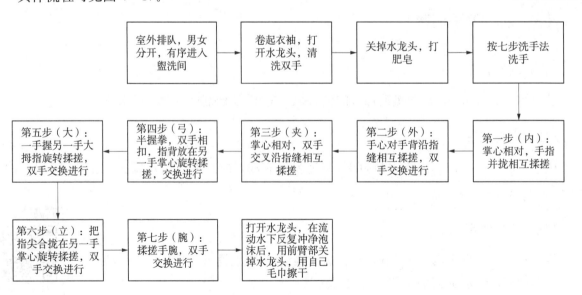

图 4‑17　幼儿餐前盥洗流程图

（二）注意事项

（1）幼儿如厕后整理好衣裤，冲干净马桶。

（2）幼儿返回盥洗间后按七步洗手法洗手，用自己毛巾擦干双手，返回座位。

十三、班级物品摆放要求

（一）班级物品种类

幼儿物品：书包、衣物等；教师物品：办公用具、水杯、衣物等；其他物品：口杯桶、纸巾、图书、玩教具等。

（二）物品摆放要求

（1）将幼儿书包竖排摆放在指定（上层）储物格内。

（2）幼儿衣物叠放整齐，放在指定（中间层）储物格内。

（3）各类杂物（如自制玩具、活动用具等）整理摆放在指定（下层）储物格内。

（4）水果盆、刀具放在转角柜最上层指定位置，随用随时归位。

（5）教师水杯放在转角柜第二层指定位置，随用随时归位。

（6）纸巾、文件夹放在转角柜第三层指定位置，方便取用。

（7）口杯桶放在转角柜最下层指定位置。

（8）教师个人物品放在指定储物柜。

（9）活动用具分类放入活动筐，整齐有序摆放在玩具柜内。

（10）书本分类整理，放入书架，摆放整齐。

（三）注意事项

（1）钢琴上除装饰物外不摆放其他物品。

（2）办公桌上的物品应分类摆放整齐。

十四、盥洗间物品摆放要求

（一）物品摆放要求

（1）"清洁用品"储物柜：存放清洁球、杯刷、手套、餐巾纸、卫生纸等清洁用品。

（2）"洗涤用品"储物柜：存放含氯消毒片、小喷壶、洗洁精、洗衣粉、肥皂、香皂、洁厕灵等用品。

（3）"其他"储物柜：存放清洁盆、清洁桶、搓衣板等用品。

（4）毛巾架：放在卫生间，摆放需离墙面20厘米，便于幼儿挂取毛巾。

（5）肥皂盒/起泡网：放在盥洗池的台面上或挂在水龙头上。

（6）将清洗干净的活动室拖布、干拖布、消毒拖布、消毒手套、擦灰手套、清洗口杯毛巾手套，按标识标记悬挂到对应的固定位置；擦灰抹布、消毒抹布、擦桌抹布、教师专用毛巾需分别悬挂固定位置，以上物品摆放间隔需10厘米。

（7）抹布消毒桶放在盥洗池下，拖布消毒桶放在拖布池旁。

（二）注意事项

（1）消毒片、洁厕灵应置于高处避免幼儿接触到，以防幼儿误食中毒或伤害皮肤。

（2）所有物品按照指定位置摆放。

视频

班级物品摆放要求

视频

盥洗间物品摆放
要求

十五、床铺整理

(一) 物品准备

幼儿床、被子、褥子、枕头、枕巾、被褥袋。

(二) 床铺整理流程

第一步:将床上用品放于另一张床上。

第二步:被褥袋整理好,放床尾。

第三步:铺褥子——褥子从开口处提起,轻轻抖动,开口向床头平铺,四角内折与床沿对齐。

第四步:铺被子——被子从侧面提起轻轻抖动,开口向内三折,有标志一面向上平铺。

第五步:整理枕头枕巾——枕头枕巾放于床头整理好,压住被子上边缘。按同样方法整理下一张床。

具体流程可见图4－18。

视频

床铺整理流程

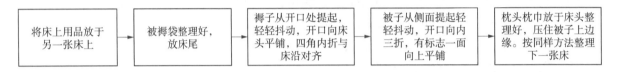

| 将床上用品放于另一张床上 | 被褥袋整理好,放床尾 | 褥子从开口处提起,轻轻抖动,开口向床头平铺,四角内折与床沿对齐 | 被子从侧面提起轻轻抖动,开口向内三折,有标志一面向上平铺 | 枕头枕巾放于床头整理好,压住被子上边缘。按同样方法整理下一张床 |

图4－18 床铺整理流程图

(三) 注意事项

(1) 被褥袋放床尾铺平。

(2) 褥子开口向床头,四角内折。

(3) 被子开口向内,有标志一面向上,枕头压住被子上边缘,与床头同方向摆放。

十六、班级消毒记录表填写

班级消毒记录表是记录每天班级消毒内容、消毒时间、消毒方法的表格。

(一) 班级消毒记录表模板

表4－2是幼儿园班级每天的消毒记录表模板。

表4－2 幼儿园班级消毒记录表

班级:

时间	消毒方法	消毒内容	消毒浓度	消毒时间	消毒人
	擦拭				
			含氯消毒液 mg/L		
	浸泡				
	拖地				
	空气	开窗通风			
		紫外线灯照射			

（二）班级消毒记录表中每项内容填写要求

（1）时间：指消毒当天日期。

（2）消毒方法、消毒内容及消毒时间：

① 擦拭：消毒内容包括门把手、窗台、桌面、玩具柜、水龙头等幼儿能接触到的地方；消毒时间为一天两次，早晨幼儿入园前一次，幼儿午睡起床前一次。

② 浸泡：消毒内容包括玩教具、抹布、拖布，写清楚每件物品的数量；消毒时间是每天下午幼儿离园后。

③ 拖地：消毒内容包括教室、寝室和卫生间的地面，消毒时间是每天下午幼儿离园后。

④ 开窗通风：消毒时间需写清楚开窗时间段，每天开窗几次，时间段便填写几次。

视频

班级消毒记录表
填写流程

⑤ 紫外线灯照射：消毒时间每天不少于 30 分钟。

（3）消毒浓度：日常含氯消毒液浓度为 500 mg/L，传染病期间含氯消毒液浓度 1 000 mg/L。

（三）注意事项

（1）消毒时间必须填写清楚时间段。

（2）开窗通风时间：夏季可为全天，冬季为入园前、户外活动时，每天不少于 3 次，每次不少于 30 分钟；其他时间根据天气而定，每天保证 2 小时。户外活动时开窗通风与紫外线灯照射消毒错时进行。

（3）每天幼儿用过的玩教具必须消毒，抹布、拖布每天消毒。

（4）紫外线灯管每周用 75％的酒精擦拭一次，并记录在紫外线照射消毒栏内。

（四）班级消毒表填写案例

表 4−3 详细记录了幼儿园某班级消毒记录表的填写情况。

表 4−3　幼儿园班级消毒记录表范例

班级：＊＊班

时间	消毒方法	消毒内容	消毒浓度	消毒时间	消毒人
2021 年 12 月 10 日	擦拭	门把手、窗台、水龙头、玩具柜、餐桌、桌面、坐便器等	500 mg/L 含氯消毒液	7:40—8:00	××老师签字
		同上		14:10—14:20	
	浸泡	玩具 3 筐、抹布 4 块、拖布 2 把		17:30—18:00	
	拖地	教室、寝室、卫生间		17:40—18:00	
	空气	开窗通风		7:40—8:20 14:20—15:00 16:00—16:40	
		紫外线灯照射		10:00—11:00	

≫≫ 实战演练

在线练习

一、填空题

1. 幼儿园的卫生消毒工作通常分为＿＿＿＿＿＿和＿＿＿＿＿＿两类。

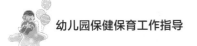

2. 开窗通风时间:夏季可为_____,冬季为入园前、户外活动时,每天不少于_____次,每次不少于_____;其他时间根据天气而定,每天保证_____小时。

3. 常用_____%浓度的酒精对皮肤外伤进行消毒。

4. 桌面清洁消毒拧干清水抹布,平铺放于桌角,双手按住横向_____字形擦拭。

5. 幼儿口杯在_____水下冲洗干净,杯口_____放入桶内,直至全部冲洗干净,盖上桶盖。

二、选择题

1. (   )是热力消毒法中效果最好的一种消毒方法。
   A. 煮沸消毒　　　　B. 高压蒸汽灭菌法　　C. 紫外线灯　　　　D. 含氯制剂

2. 桌椅等物体表面一般传染病消毒的有效氯消毒剂的浓度为(   )mg/L。
   A. 1 000　　　　　　B. 750　　　　　　　　C. 500　　　　　　　D. 250

3. 幼儿餐桌应在餐前(   )分钟进行清洁消毒。
   A. 30　　　　　　　　B. 25　　　　　　　　C. 15　　　　　　　　D. 5

4. 幼儿园每天的消毒内容包括(   )。
   A. 水杯、毛巾、餐具、门把手、桌椅、玩具
   B. 水杯、毛巾、餐具、门把手、桌椅、厕所、窗台
   C. 水杯、毛巾、餐具、桌椅、厕所、水龙头、门把手、抹布
   D. 水杯、毛巾、餐具、玩具、图书、水龙头、门把手、抹布

5. 日常消毒含氯消毒液的配比浓度,2 L水中放入(   )片(500 mg/片)含氯消毒片。
   A. 1　　　　　　　　　B. 2　　　　　　　　C. 3　　　　　　　　D. 4

6. 活动室面积30 m²,房高3 m,进行紫外线杀菌灯照射消毒,灯管功率30 W,计算需要灯管数量(   )。
   A. 3　　　　　　　　　B. 4　　　　　　　　C. 5　　　　　　　　D. 6

7. 用过氧乙酸消毒一般物体表面的方法是(   )。
   A. 浸泡　　　　　　　B. 擦拭　　　　　　　C. 冲洗　　　　　　　D. 熏蒸

8. 幼儿园做好卫生消毒工作需注意(   )。
   A. 建立完善的卫生消毒制度
   B. 明确各岗位人员职责
   C. 使用符合国家标准或规定的消毒器械和消毒剂
   D. 以上都是

9. 将清洗、晾晒干的毛绒玩具,摆放在紫外线灯下(   )米距离处,打开紫外线灯照射(   )分钟以上。(   )
   A. 0.5;30　　　　　　B. 1;30　　　　　　　C. 1;60　　　　　　　D. 0.5;60

10. 班级消毒记录表是记录每天班级(   )的表格。
    A. 消毒内容　　　　B. 消毒时间　　　　　C. 消毒方法　　　　　D. 以上都是

三、判断题

1. 幼儿园常用的物理消毒方法有自然净化法、机械消毒法、日光消毒法、热力消毒法、光照消毒法。　　　　　　　　　　　　　　　　　　　　　　　　　　　　　　　　(   )

2. 幼儿园地面清洁需要准备笤帚、簸箕、手套、拖布、拖布池,保证地面干净就可以了。　(   )

3. 幼儿园预防性消毒的目的是切断传播途径。　　　　　　　　　　　　　　　　　　(   )

4. 正确的消毒桌子方法:先用消毒水擦拭,再用开水擦拭。　　　　　　　　　　　　(   )

5. 盥洗室便池的卫生标准是无尿碱、有异味。　　　　　　　　　　　　　　　　　　(   )

四、论述题

为了做好幼儿园疫情防控工作,确保幼儿园在疫情时期环境卫生、无病毒,某幼儿园建立了卫生消毒制度,并严格对照制度做好各种消毒工作,做到玩具积木、各种物品定期消毒,责任到人,责任到班,统一购买消毒药品,并安排人员对幼儿园的教室、厨房、卫生间及室外大型玩具、楼梯等公共区域进行了全方位、无死角的消毒防疫,真正把防疫消毒工作落到实处。幼儿园保健人员还坚持每天巡视、测量体温、消毒液的配比、检查各班卫生消毒工作。

该幼儿园在卫生消毒方面做了哪些工作?你认为还有哪些方面需要改善?

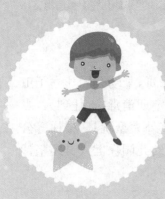

模块五

幼儿营养膳食与管理工作

 模块导读

　　《幼儿园教育指导纲要(试行)》明确指出:"幼儿园必须把保护幼儿的生命和促进幼儿的健康放在工作的首位。"而营养膳食是保证和维持健康的基础,科学、均衡的饮食能够为幼儿的健康生活打下坚实基础,在幼儿园工作中有着举足轻重的地位。因此本模块任务一对幼儿营养膳食的意义、定义及标准进行了界定,学习者可以通过了解幼儿营养膳食必需的营养素及知识,为制订科学合理的幼儿营养膳食计划提供基础。在此基础上,任务二通过案例分析的形式详细解答了如何制定科学的带量食谱,带量食谱的制作需要根据幼儿年龄阶段及均衡营养素的要求,通过制定、调查、分析、调整等系列过程不断改进以达到科学、健康。任务三聚焦幼儿饮食习惯培养,作为学习者,除了制订科学的营养膳食计划外,还需要通过提供安静的就餐环境、开展丰富的游戏活动及家园共育等形式共同培养幼儿良好的饮食习惯。任务四聚焦膳食管理,学习者需要进一步了解有关膳食的各项规章制度,明确岗位职责与工作流程,强化食堂安全管理,确保幼儿"舌尖上的安全"。

学习目标

1. 掌握幼儿营养膳食工作的基本概念。
2. 了解幼儿食谱的制定、调查分析及膳食管理工作。
3. 能够运用所学知识,培养幼儿良好的饮食习惯。
4. 开展营养膳食教育活动,帮助幼儿养成珍惜粮食的意识。

内容结构

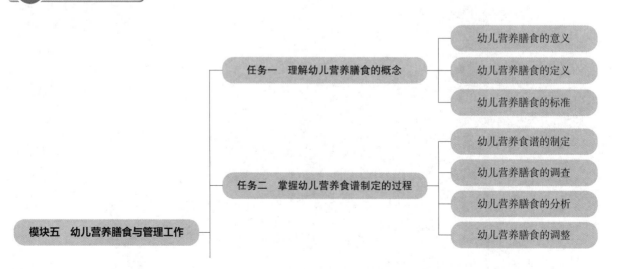

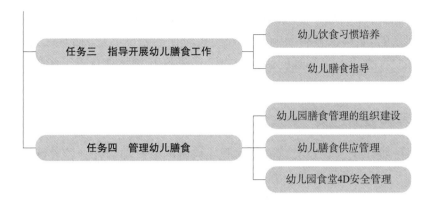

　　小米今年 3 岁,是个聪明可爱的男孩,即将进入小狮子幼儿园的他在体检中被发现超重。教师与家长沟通后了解到,小米最喜欢吃肉和各类油炸食品,不喜欢喝白开水,只喝碳酸饮料,而且一丁点儿蔬菜都不喜欢吃,每天除了三餐外还喜欢吃各种零食。面对这个情况,作为幼儿园教师和膳食管理人员应该如何请家长配合,帮助小米控制体重呢?

任务一　理解幼儿营养膳食的概念

　　"营养"是指人类从外界摄取需要的养料以维持生长发育等生命活动的作用。[①] 要让幼儿膳食做到营养均衡,保健人员必须了解各类营养素、幼儿食物摄取指标等知识。因此,理解幼儿营养膳食的意义、定义和标准,是更好开展幼儿营养膳食工作的基石。

一、幼儿营养膳食的意义

　　1. 儿童发展特殊性的必然要求

　　膳食营养与健康是儿童身体生长及智力发育的重要因素,许多研究与调查显示,儿童时期的营养状况直接关系到儿童未来的生长发育及健康状况。儿童从膳食中获取的营养物质和能量对其后天身体生长和智力发育起到主要作用,学前儿童膳食是否健康、营养是儿童预防疾病、增强身体素质、提升健康状况的主要因素,与成年人相比,这个阶段的儿童最需要从膳食中获取较多的能量和营养素,并对营养的质量要求更高。[②]

　　2. 幼儿园科学开展保健保育工作的必然要求

　　近年来,通过广泛宣传儿童健康饮食对儿童的健康生长和智力发育的重要关系[③],科学平衡的饮食观念深入人心。在我国,3～6 岁学前儿童大部分开始进入幼儿园集体生活,这个时期是学前儿童的快速生长发育时期,为幼儿提供健康、科学的保育环境必不可少,制定科学的营养膳食体系则是衡量幼儿园保育水平的重要指标。

　　3. 幼儿形成良好饮食行为的必然要求

　　合理的营养摄入需要合理膳食,在健康的饮食行为前提下合理膳食是满足儿童青少年正常生

① 石瑞. 食品营养学[M]. 北京:化学工业出版社,2012:9 - 13.

② 张利. 邯郸市区省级示范幼儿园儿童膳食状况调查与评价[D]. 河北工程大学,2015:12 - 13,50.

③ 许丹. 儿童幼儿园膳食结构调查[J]. 饮食科学,2018(04):223.

长发育的基础①。与营养膳食相伴而生的饮食行为作为健康相关性行为的一部分,是在儿童青少年时期建立并发展起来的,它不仅直接影响儿童青少年时期的营养状况,而且会持续至成人时期,对成人饮食行为的建立和健康产生深远的影响②。为此,做好儿童膳食营养工作是奠基人生饮食行为习惯的必然要求。

二、幼儿营养膳食的定义

基于儿童成长所提供的食物量及营养物质配比均衡的膳食即为儿童营养膳食。儿童饮食应最大限度地讲究营养平衡,广义的营养平衡是指食物量的平衡和营养物质平衡两个方面:食物量平衡即每天要按照不同比重安排好八大类食物;营养物质平衡即每天的膳食中营养素的含量比例搭配要恰当。③

三、幼儿营养膳食的标准

根据中国营养学会《中国居民膳食营养素参考摄入量(DRIs)》,建议 3～6 岁儿童营养膳食摄入包含能量、宏量营养素(蛋白质、脂肪、碳水化合物)、矿物质、维生素、水等方面。

(一) 能量

2013 年《中国居民膳食营养素参考摄入量(DRIs)》建议 3～6 岁儿童能量的推荐摄入量为每天 1 200～1 600 kcal,3 岁、4 岁、5 岁、6 岁男孩的日能量推荐量分别为 1 250 kcal、1 300 kcal、1 400 kcal、1 400 kcal,3 岁、4 岁、5 岁、6 岁女孩的日能量推荐量分别为 1 200 kcal、1 250 kcal、1 300 kcal、1 250 kcal。④

(二) 营养素

1. 蛋白质

3～6 岁儿童每日必须从食物中摄取一定量的蛋白质,以促进其细胞、组织的增长,同时对蛋白质中必需氨基酸的种类和数量也有一定的要求。蛋白质主要作用是促进细胞、组织的生长、更新与修补,因此,3～6 岁儿童每日必须从食物中摄取一定量的蛋白质以促进身体的发育生长。

2. 脂类

儿童生长发育所需的能量、免疫功能的维持、脑的发育和神经髓鞘的形成都需要脂肪。学前儿童每日每千克体重需总脂肪约占总能量的 20%～30%,亚油酸供能不应低于总能量的 4.0%。建议使用含有 α-亚麻酸的大豆油、低芥酸菜籽油或脂肪酸比例适宜的调和油为烹调油,在对动物性食品进行选择时,也可多选用鱼类等富含 n-3 长链多不饱和脂肪酸的水产品。

3. 碳水化合物

学前儿童的膳食基本完成了从以奶和奶制品为主到以谷类为主的过渡,谷类所含有的丰富碳水化合物是其能量的主要来源。儿童每日所需碳水化合物约为总能量的 50%～65%,但不宜用过多的糖和甜食,应以含有复杂碳水化合物的谷类为主,如大米、面粉、红豆、绿豆等各种豆类。

4. 矿物质

人体含有的 60 多种元素中,维持机体正常功能所必需的元素约有 20 种,除碳、氢、氧、氮主要

---

① 王瑞娟. 义务教育营养改善计划对农村学生营养饮食行为的影响[D]. 郑州大学,2015:11-15.
② 戴金,赵尚志,何淑华. 基于社会层面和家庭层面共治的食品安全监管新思路探索[J]. 食品安全导刊,2017(03):15.
③ 时卿阁. 儿童保健系统管理在儿童早期生长发育中的效果评价[J]. 智慧健康,2020,6(27):44-45.
④ 中国营养学会. 中国居民膳食指南(2022)[M]. 北京:人民卫生出版社,2022:342.

以有机物质形式存在外,其余各元素均为无机矿物质,矿物质是人体中的无机盐,又称为灰分。矿物质是构成人体的重要成分,在人体生理活动中起着特别重要的调节作用,同样也是人体必需的营养元素之一。人体主要的矿物质及其功能如下表(见表5-1)。

表5-1 矿物质及功能介绍

元素	主要功能	典型病症
钙 Ca	形成和维持骨骼和牙齿的结构;维持肌肉和神经的正常活动;参与凝血过程,调节酶活性	缺乏:儿童佝偻病,成人骨质疏松 过量:增加肾结石概率,奶碱综合征(高血钙症,碱中毒,肾功能障碍)
磷 P	构成骨骼和牙齿的成分;细胞核酸、磷脂及某些酶成分;参与糖类、脂肪的吸收代谢	缺乏:佝偻病样骨骼异常
钠 Na	调节体内水分和渗透压;维持酸碱平衡;维持血压正常;增强神经肌肉兴奋性	缺乏:早期症状不明显,严重会视力模糊、心率加速、昏迷、休克 过量:高血压主要诱因
钾 K	维护糖、蛋白质的正常代谢;维持细胞内正常渗透压;维持神经肌肉应激性和正常功能;维持心肌的正常功能;维持细胞内外正常的酸碱平衡;降低血压	缺乏:肌肉无力、瘫痪、心律失常、横纹肌肉裂解症、肾功能障碍
镁 Mg	激活多种酶的活性;抑制钾、钙的通道;维护骨骼生长神经肌肉兴奋性;维护胃肠道功能	缺乏:神经肌肉兴奋性亢进 过量:胃肠道反应,严重可出现腱反射消失、血压下降,甚至导致心搏骤停
氯 Cl	维持细胞外液的容量与渗透压;维持体液酸碱平衡;参与血液二氧化碳运输;参与胃酸形成	
铁 Fe	参与血红蛋白、肌红蛋白合成;提高机体免疫力	缺乏:身体发育受阻,体力下降,注意力记忆力障碍,学习能力降低 过量:中毒,消化道出血,死亡率高
碘 I	参与能量代谢;促进代谢和体格的生长发育;促进神经系统发育;促进甲状腺激素合成	缺乏:甲状腺肿,克汀病 过量:甲状腺肿,甲亢
锌 Zn	催化近百种酶的活性;维持细胞膜稳定;减少毒素吸收和组织损伤;调节胰岛素、前列腺素分泌	缺乏:皮炎,生长缓慢,味觉障碍,异食癖,胃肠道疾病,免疫功能减退 过量:胃肠道疾病,严重会贫血,免疫功能降低
硒 Se	含硒蛋白抗氧化、调节甲状腺激素代谢;维持正常免疫、生育功能;抗肿瘤、抗艾滋病的作用	缺乏:克山病,大骨节病 过量:头发脱落和指甲变形,严重者可死亡
铜 Cu	催化体内氧化还原反应;对脂质和糖代谢有一定影响	缺乏:胆固醇水平升高 过量:脂质代谢紊乱
氟 F	有利于钙和磷的作用,促进骨的形成,加速牙体硬组织中磷灰石的形成	缺乏:龋齿,骨质疏松 过量:中毒,斑釉症,氟骨症

钙的来源比较丰富,其中,奶及其制品不仅含钙量高,而且容易吸收,是理想的钙源,建议每天饮奶300~500 ml 或食用相当量的奶制品。海产品中的虾米、虾皮;豆类及豆制品,尤其是大豆、黑豆;芝麻及芝麻酱等含钙量也比较丰富。含铁较多的食物是动物的肝脏和血。锌的最好食物来源是蛤贝类,如牡蛎、扇贝等,每100 g 可达10 mg 以上的锌;其次是动物的内脏(尤其是肝)、蘑菇、坚果类和豆类,也含有一定量的锌;鱼、禽、蛋、肉等蛋白质食物锌含量丰富,利用率也较高。含碘较高的食物主要是海产品,如海带、紫菜、海鱼。为保障学前儿童的碘摄入量,除必须使用碘强化食盐烹调食物外,还建议每周膳食至少安排1次海产食品。

5. 维生素

维生素是维持机体正常代谢所必需的一类低分子有机化合物。根据维生素的溶解性可分为脂溶性维生素和水溶性维生素两大类,具体命名及功能见表5-2。

表5-2　维生素的命名和主要生理功能

以字母命名	以化学结构命名	以功能命名	生理功能	主要针对病症
维生素 A	视黄醇	抗干眼病维生素	维持正常视觉功能;维持上皮组织健康;促进生长发育和维持生殖功能	夜盲症、干眼病
维生素 D	钙化醇	抗佝偻病维生素	促进人体对钙的吸收和利用	儿童佝偻病、成人软骨病
维生素 E	生育酚	抗不孕维生素	抗氧化作用;保持红细胞的完整性	
维生素 K	叶绿醌	凝血维生素	有助于血液凝固	紫癜、新生儿出血病
维生素 B_1	硫胺素	抗脚气病维生素	促进胃肠蠕动,增强食欲;促进神经组织兴奋传导	婴儿脚气病
维生素 B_2	核黄素		帮助糖和脂肪释放能量;促进皮肤黏膜细胞正常生长	脂溢性皮炎、口角炎
维生素 B_3	泛酸			
维生素 PP	尼克酸、尼克酰胺烟酸	抗癞皮病维生素	变为辅酶促进体内新陈代谢;降低血胆固醇、保护心血管	癞皮病
维生素 B_6	吡哆醇/胺/醛		参与氨基酸、脂肪酸代谢	脂溢性皮炎
维生素 M	叶酸		催化白细胞、红细胞的制造;抑制心脑血管疾病发生;预防胎儿神经管缺陷	巨幼红细胞性贫血、胎儿神经管畸形
维生素 B_{12}	钴胺素、氰胺素	抗恶性贫血症维生素	催化红细胞的制造	巨幼红细胞性贫血
维生素 C	抗坏血酸	抗坏血病维生素	抗氧化作用;保持血管弹性、降低脆性;增强抗体形成,解毒;辅助治疗贫血	坏血病

6. 水

幼儿对水的需要量与能量的需要相关,儿童年龄越小,需水量越大。3～6岁幼儿每日每千克体重的水需求量是90～110 ml,每天水的总摄入量(即饮水和膳食中汤水、牛奶等总和)为1 300～1 600 ml,每次饮水量为100～150 ml,并根据季节变化酌情调整饮水量。

科学合理的饮食,需要均衡营养。每日就餐的食材要满足人体每日所需的各种营养素,种类多样,搭配适宜,学习学前儿童各营养素的摄入量及各营养素的主要来源,可以为制定食谱做好充分准备。2～6岁儿童各类食物每天建议摄入量见表5-3。

表5-3　2～6岁儿童各类食物每天建议摄入量

食物	2～3岁	4～6岁
谷类/g	75～125	100～150
薯类/g	适量	适量
蔬菜/g	100～200	150～300
水果/g	100～200	150～250
畜禽肉鱼/g	50～75	50～75
蛋类/g	50	50
奶类/g	350～500	350～500
大豆(适当加工)/g	5～15	15～20

续　表

食物	2~3岁	4~6岁
坚果(适当加工)/g	—	适量
烹调油/g	10~20	20~25
食盐/g	<2	<3
饮用水/ml	600~700	700~800

任务二　掌握幼儿营养食谱制定的过程

对于儿童来说,他们的身体正处于生长发育的关键时期,合理的膳食搭配对于幼儿的生长发育来说尤为重要。当前大多数幼儿园提供的三餐供给了幼儿成长所需要的大部分营养,因此制定、调查、分析、调整幼儿营养食谱能够为幼儿生活和生长提供必要的物质保障。

一、幼儿营养食谱的制定

(一) 3~6岁儿童食谱制定的原则

1. 营养平衡的原则

平衡膳食能发挥各种食物的营养效能,提高生物价值和吸收利用率。制定食谱首先需保证3~6岁儿童每日营养素按适当比例摄入,其次要做到3~6岁儿童可选食物类型比例配置得当,还需注意各食物相互搭配,达到营养素相互补充的目的。

2. 定量适宜的原则

3~6岁儿童肝脏中储存的糖原不多,体内碳水化合物较少,再加上活泼好动,容易出现饥饿的情况,所以饮食要遵循少量多餐的原则。餐次一般安排是三餐两点或三餐一点:早餐占25%,早点占5%,午餐占30%,午点占10%,晚餐占30%;一般增加餐点可安排水果、坚果、牛奶等食物。此外,还需注意餐次之间的间隔时间(两正餐之间应间隔3.5~4小时[①],加餐与正餐之间应间隔1.5~2小时)。

3. 食物多样的原则

制作膳食要注意食物的色、香、味,以及食物的外观形象。根据各地的饮食习惯,经常调换食物品种,做到粗粮细作,细粮巧作,以促进3~6岁儿童良好的食欲,例如紫薯包、小米粥、麻酱卷、桃酥等,面条可做成汤面、猫耳朵、面片等多种款式。幼儿家族饮食中,家长可以将面点做成小动物形状,引起幼儿的兴趣和食欲;幼儿在园饮食中,可选用不同食物搭配,使得食物色彩丰富,增加幼儿的食欲。在食物的选择和制作上,要适应幼儿的消化能力和进食心理,防止食物过酸、过咸、过油腻。集体膳食的制作过程不应太复杂,否则难以实行。

4. 经济合理的原则

应了解当地市场的食品供应情况,掌握食品供应规律,制定食谱时做到材料充足,价格合理,易于选择。根据伙食费收取标准选择适当的食材进行制作。

---

① 中华人民共和国卫生部办公厅. 托儿所幼儿园卫生保健工作规范[Z]. 2012:5.

5. 合理烹饪的原则

3～6 岁儿童咀嚼和消化能力低于成人,因此,食物要专门制作,以半流食、软饭逐步变成普通米饭、面条、炒饭等;肉类食物应加工成肉末、肉丁后制作,特别注意要完全或适量去皮、骨、刺等;蔬菜先按不同年龄幼儿口径切碎再煮软;尽量减少食盐和调味品的使用;烹调方式多采用蒸、煮、炖、汆、炒等;每天的食物要更换品种及烹调方法。在为 3～6 岁幼儿烹调加工食物时,应尽可能保持食物的原汁原味,让孩子首先品尝和接纳各种食物的自然味道。随着年龄的增长可逐渐增加食物的种类和数量,烹调方式和切配方式也逐渐向学前幼儿膳食过渡。

(二) 食物选择特点

学前儿童的膳食组成应多样化,以满足儿童对各种营养成分的要求,3～6 岁儿童的膳食应注意食物品种的选择和变换,如荤素菜合理搭配,粗粮、细粮交替使用,精加工碾磨谷类食物的维生素、矿物质、纤维素大多丢失,而非精制面食软硬适中,温度适宜,香味形能引起儿童的兴趣,以促进食欲,并与其消化能力相适应。面粉、大米是幼儿每日最基本的食物,每日 100～150 g 可为孩子提供 55%～65% 的能量,提供了约一半所需的维生素 B_1 和烟酸,如果每周有 2～3 餐以豆类(红豆、绿豆、白豆)、燕麦等替代部分大米和面粉,将有利于蛋白质、B 族维生素的补充。高脂食品如炸土豆片,高糖和高油的风味小吃和点心应加以限制。

适量的鱼、禽、蛋、肉等动物性食物能提供优质蛋白质、维生素、矿物质。鱼类蛋白软滑细嫩,易于消化,鱼类脂肪中还含有 DHA;蛋类可提供优质且易于消化的蛋白质、维生素 A、维生素 B_2 及卵磷脂;鱼、禽、肉每日供给总量约 50～70 g,可交替食用。

奶类及其制品可提供优质、易于消化的蛋白质、维生素 A、维生素 B_2 及丰富优质的钙。建议学前儿童每天饮用 300～500 ml 奶或相当量的奶制品,以满足钙的需求。[①]

大豆蛋白质富含赖氨酸,属于优质蛋白质。大豆脂肪含有必需脂肪酸亚油酸和 α-亚麻酸,能在人体内分别合成花生四烯酸和 DHA,因此,每日应至少供给相当于 15 g 大豆的制品,以提供约 6 g 的优质蛋白质。应充分利用大豆资源来解决儿童的蛋白质营养问题,尤其在较贫困的农村地区。

蔬菜和水果是维生素、矿物质和膳食纤维的主要来源,每日参考摄入量为 200～550 g,可供选择的蔬菜包括花椰菜、小白菜、芹菜、胡萝卜、黄瓜、西红柿、鲜豌豆、绿色和黄红色辣椒。可供选择的水果不限。

按照我国的饮食习惯,膳食脂肪约 40% 来源于烹调用油。应注意对烹调用油的选择。学前儿童烹调用油应是植物油,尤其应选用含有必需脂肪酸亚油酸和亚麻酸的油脂,如大豆油、低芥酸菜籽油等,每日人均约 15 g。

有些食物不适合学前儿童,如油煎、油炸食物,刺激性的酸辣食物,刺多的小鱼,腌制、熏制食物等,儿童应尽量选用新鲜食品。

(三) 带量食谱制定所用工具

带量食谱制定一般使用《中国居民膳食营养素参考摄入量(DRIs)》《中国食物成分表》及《中国居民膳食指南(2022)》作为参照。

《中国居民膳食营养素参考摄入量(DRIs)》表中对不同年龄、不同营养素的摄入量制定了相应的标准,其中:平均需要量(EAR)是根据某些指标判断可以满足 50% 个体需要量的摄入水平;推荐摄入量(RNI)是可以满足 97%～98% 的个体需要量的摄入水平;适宜摄入量(AI)是通过观察或实

---

① 中国营养学会. 中国居民膳食指南(2022)[M]. 北京:人民卫生出版社,2022:250.

验获得的健康人群某种营养素的摄入量;最高可耐受摄入量(UL)是平均每日摄入营养素的最高限量,摄入量超过 UL 时,损害健康的危险性会增加。

《中国食物成分表》中能够呈现食物原料的营养素含量及能量等数据,便于进行食谱的设计和营养素的计算。

文　档

《中国居民膳食指南(2022)》是基于中国营养膳食的整体情况并结合营养学原则制定而成的,能够为平衡膳食、摄取合理营养、促进健康提供指导性意见。基于中国居民膳食指南的表述,也形成了形象化、量化的中国居民平衡膳食宝塔。

中国学龄前儿童
平衡膳食宝塔

(四)带量食谱制定的流程

带量食谱制定是根据食物结构、膳食指南要求,有计划地进行膳食调配的一种科学方法,其目的在于让用餐儿童每日的各类营养素达到供给标准,保证身体健康。[①]

制定食谱首先要了解产能营养素及其与能量的转换。产能营养素包括碳水化合物、脂类、蛋白质,1 g 碳水化合物等于 4 kcal,1 g 脂肪等于 9 kcal,1 g 蛋白质等于 4 kcal。其次,需按照计算法计算各类食物的量,计算法是按照就餐幼儿的各种营养素和热量摄入量标准,从三大产能营养素着手,确定主食和副食,然后逐步进行的计算。

其具体步骤如下:

1. 确定用餐对象全日能量供给量

就餐幼儿一日三餐两点的能量供给量可根据膳食营养素参考摄入量(DRIs)中能量的推荐摄入量(RNI)确定。

例如:一个 3 岁的女孩,查 DRIs 表得出其能量的供给量为 1 200 kcal。

2. 确定三种产能营养素全日应提供的能量

为了维持幼儿健康,应确定三种营养素(蛋白质、脂肪、碳水化合物)产能占总能量的合理比例,一般蛋白质占总能量的 12%～15%,脂肪占总能量的 20%～30%,碳水化合物占总能量的 50%～65%。

例如:已知某 3 岁女童每日能量需要量为 1 200 kcal,查 DRIs 得知,3 岁女童蛋白质需要量为 30 g,脂肪占总能量的 30%。则三种产能营养素各应提供的能量如下:

蛋白质提供:30 g×4 kcal/g＝120 kcal

脂肪应提供:1 200 kcal×30%＝360 kcal

碳水化合物提供:1 200 kcal－120 kcal－360 kcal＝720 kcal

3. 确定三种产能营养素每日需要数量

将三种产能营养素各应提供的能量折算为营养素的需要量,即具体的质量,这是确定食物品种和数量的重要依据。

根据三种产能营养素的能量供给量及其能量折算系数,计算全日蛋白质、脂肪、碳水化合物的需要量。

例如:已知 3 岁女童所需能量为 1 200 kcal,脂肪提供 30%,蛋白质提供 30 g。则三种产能营养素每日需要数量如下:

蛋白质提供:30 g

脂肪应提供:1 200 kcal×30%÷9 kcal/g＝40 g

碳水化合物提供:(1 200 kcal－30 g×4 kcal/g－1 200 kcal×30%)÷4 kcal＝180 g

---

① 葛可佑.中国营养师培训教材[M].北京:人民卫生出版社,2005:357－364.

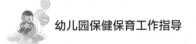
4. 确定三种产能营养素每餐需要量

根据上一步计算结果,按照30％、40％、30％的三餐基础上分为早餐＋加餐30％、午餐＋加餐40％、晚餐＋加餐30％。

则三种产能营养素的三餐需要量如下:

早餐＋加餐:蛋白质＝30 g×30％＝9 g

脂肪＝40 g×30％＝12 g

碳水化合物＝180 g×30％＝54 g

午餐＋加餐:蛋白质＝30 g×40％＝12 g

脂肪＝40 g×40％＝16 g

碳水化合物＝180 g×40％＝72 g

晚餐＋加餐:蛋白质＝30 g×30％＝9 g

脂肪＝40 g×30％＝12 g

碳水化合物＝180 g×30％＝54 g

5. 确定主食及副食的品种和数量

根据食物成分表,确定主副食品种和数量。

(1) 主食品种、数量的确定。由于粮谷类是碳水化合物的主要来源,故根据碳水化合物的数量,通过查找食物成分表,可确定主食品种和数量。一般每100 g谷类食物含碳水化合物75 g左右。

以早餐为例,所需主食重量:54 g÷75％＝72 g

如以小米粥和馒头为主食,则可安排小米粥(小米25 g)、馒头(面粉47 g)

(2) 副食品种、数量的确定。主食品种、数量确定后,需要考虑蛋白质的食物来源。蛋白质广泛存在于植物性食物中,除了谷类食物能提供蛋白质外,各类动物性食物及豆制品也是优质蛋白质的主要来源。

因此,副食品种、数量的确定应在已确定主食用量的基础上,依据副食应提供的蛋白质含量来确定。其计算步骤如下(仍以早餐为例)。

① 计算主食中含有的蛋白质重量:

小米25 g×9％＋面粉47 g×10.3％＝7.091 g≈7.1 g

② 需摄入的蛋白质量减去主食中蛋白质量,即为副食应提供的蛋白质量:

9 g－7.1 g＝1.9 g

③ 安排鸡蛋1个(40 g),查表计算鸡蛋的蛋白质含量需要量,鸡蛋的蛋白质含量为40 g×88％×12.8％＝4.505 6 g≈4.5 g,可将1个鸡蛋改为半个。

(3) 确定蔬菜量。选择蔬菜的品种和数量,需要根据不同季节市场供应、动物性食物及豆制品配菜的需要来确定蔬菜量。

(4) 确定纯能量食物的量。油脂的摄入应以植物油为主,有一定量动物脂肪摄入。由食物成分表可知每日摄入各类食物提供的脂肪含量,用需摄入的脂肪量减去食物提供的脂肪量即为每日植物油供应量。

(5) 食谱的评价与调整。在幼儿园中,幼儿的各种营养素达到推荐摄入量的75％～85％,不超过500％,则该食谱各营养素基本符合供应要求;铁摄入量过多但未超出最高可耐受摄入量,三大营养素构成比:蛋白质：脂肪：碳水化合物＝1：2.3：3.3。

文 档

幼儿带量食谱制定实例

二、幼儿营养膳食的调查

（一）膳食调查概述

1. 膳食调查的概念

膳食调查是通过对群体或者个体每天进餐次数、摄入食物的种类和数量等调查，再根据食物成分表计算出每人每日摄入的能量和其他营养素，然后与推荐供给标准进行比较的过程。在幼儿园中，膳食调查的对象一般为全体幼儿。

2. 膳食调查的目的

膳食调查从广义来说是为了了解个体或群体营养需要满足的程度，并基于此为营养教育部门有针对性地进行营养教育提供基础的数据资料，从而为国家制定膳食营养相关政策提供依据，并为食品工业提供发展方向。从狭义来说，膳食调查可为幼儿园合理制定营养膳食提供数据支持和分析保障。

3. 膳食调查的意义

开展膳食调查，一是可以通过每日所供给的食物量调查制定的营养食谱是否满足 3～6 岁儿童一日所需要的热量和营养素，了解各种营养素和热能摄入量；二是可以检验每日食物的选取与调配是否合理；三是作为体格检验的辅助评价，了解 3～6 岁儿童身体发育是否良好。

4. 幼儿食谱制定与膳食调查的关系

幼儿食谱制定是在幼儿就餐前的工作，即对未来 1～2 周幼儿膳食制定科学合理的食谱；膳食调查是在幼儿就餐后的工作，即对前段时间幼儿实际就餐、实际食材、营养素的摄入量以及近期就餐幼儿人数进行统计并分析，对前一份或两份食谱进行科学合理的调查，比较制定食谱与实际摄入的差距，以便对日后制定的食谱进行相应调整。

（二）膳食调查的方法

膳食调查方法一般来说分为三种，即 24 h 回顾法、记账法、称重法。24 h 回顾法适用于个体调查，一般流程是询问调查个体前一日所有消耗的食物量，其方法存在样本量大、费用低、准确性低的特点；称重法适用于集体食堂或个人膳食调查，调查时间不少于 3 天，准确细致，但调查过程较为繁琐，对集体调查较困难，食物生重、熟重、剩余食物熟重等方面不便于大规模调查。因此，针对幼儿园幼儿的膳食调查，推荐使用记账法。

1. 记账法

适用于集体食堂、单位及家庭膳食调查。膳食调查的时间一般为 1 个月以上，具体方式为记录一段时间内的食物消耗总量，并按照算式（食物实际消耗量 ＝ 食物最初库存 ＋ 每日购入量 － 每日废弃量 － 剩余总量）来对食物量进行计算及控制。记账法的关键在于每餐用餐人数的统计准确及食物账目的精确度。

2. 膳食调查的计算

（1）计算食物实际消耗量。

根据记账法中统计阶段性（一周、一个月或两周）的食物结存量、购进总量、废弃总量和剩余总量来计算。

（2）计算每人每日各种食物的摄入量。

平均每人每日每种食物摄入量 ＝ 实际消耗量 ÷ 总人日数。

（3）计算每人每日各种营养素的摄入量。

平均每人每日营养素摄入量是根据食物成分表中各种食物的能量及营养素的含量来计算的。

幼儿膳食调查工作的流程

知识卡片

人日数是代表被调查者以一日三餐为标准折合的用餐天数,即一个人吃早、中、晚三餐为1个人日。

就餐总人日数计算公式:

就餐人日数＝早餐人次数×早餐餐次比＋中餐人次数×中餐餐次比＋晚餐人次数×晚餐餐次比。[①]

三、幼儿营养膳食的分析

(一) 幼儿膳食分析评价标准

1. 种类多样

食物种类多样,避免种类单一,防止3～6岁儿童偏食,建议3～6岁儿童每天食物种类数达到12种以上,每周达到25种以上,烹调油和调味品不计算在内。[②]

2. 营养素供给量达标

参照"3～6岁幼儿每日膳食中营养素供给量标准",计算3～6岁幼儿的能量占供给量标准的百分比,满足供给量标准的90％为正常,低于90％为不足,低于80％为严重不足。

3. 营养素占比达标

蛋白质应占总能量的12％～15％,脂肪占总能量的20％～30％,碳水化合物占总能量的50％～65％。

4. 三大能量供能比达标

蛋白质与脂肪与碳水化合物供能比约为1∶1—2∶4—5。

(二) 幼儿膳食分析内容

通过连续5天以上的膳食调查(一般选取2周或1个月不同食谱),评价分析膳食中能量、蛋白质、脂肪、碳水化合物以及钙、铁、锌、维生素A、维生素D等营养素的摄入情况,具体分析详见案例分析。

案例分析

案例:5月,膳食管理人员需对全国开展幼儿膳食调查工作。已知小狮子幼儿园共有1542名幼儿,其中3岁幼儿397人,4岁幼儿622人,5岁幼儿354人,6岁幼儿169人。该如何有序地完成膳食调查分析? 如何针对分析结果提出改善膳食营养均衡的建议?

分析:① 食物分析。

常用的分类方法首先是按《中国食物成分表》找到食物编码和分类,换算出不同食物实际使用量中的各种营养素摄入量,再根据食物分类,对当日不同类食物进行总量的合计,合计出调查期间每日的食物分类量(见表5－4)。

---

① 中国就业培训技术指导中心. 公共营养师［M］. 北京:中国劳动社会保障出版社,2012:5－65.
② 中国营养学会. 中国居民膳食指南(2022)［M］. 北京:人民卫生出版社,2022:248.

表5-4　常用分类方法

食物类别	质量(g)	食物类别	质量(g)
米及其制品		乳类及其制品	
面及其制品		蛋类及其制品	
其他谷类		植物油	
薯类		动物油	
豆类及其制品		糕点类	
蔬菜类及其制品		糖、淀粉	
水果类及其制品		食盐	
坚果类		酱油	
畜肉类及其制品		酱类	
禽肉类及其制品		其他	
鱼虾类			

② 食物归类。

将表5-4中的食物按宝塔归类(见表5-5)。根据表5-4中,调查期间的不同分类量之和求平均值,即可填写到表5-5中进行摄入量的对比。

表5-5　各类食物的摄入量

食物类别	谷类	蔬菜	水果	肉、禽	蛋类	鱼虾	豆类及其制品	奶类及其制品	油脂
摄入质量(g)									
宝塔推荐质量(g)	150	250	200	100	40	50	25	250	25

在进行食物归类时应注意,部分食物要进行折算才能相加,例如,计算乳类摄入量时,不能将鲜奶与奶粉的消费量直接相加,应按蛋白质含量将奶粉量折算成鲜奶量后再相加;各种豆制品也同样需要折算成黄豆的量,然后再相加。

有条件可直接利用营养计算软件得出结果,以上数据可以利用营养分析软件得出。

③ 食物摄入量计算填写。

把食物调查表质量按归类计算并填写表5-5,将宝塔推荐量填入最后一行。

④ 比较和分析。

对当日幼儿餐次定量分析见表5-6至表5-10。

表5-6　平均每人进食量

类别	谷类及制品	薯类、淀粉及制品	小吃、甜饼、速食	干豆类及制品	蔬菜类及制品	深色蔬菜	菌藻类	水果类及制品	坚果、种子类
计划数量(g)	119.62	12.51	20.58	14.11	204.57	105.76	10.36	86.62	14.44
实际数量(g)	108.13	13.67	17.86	23.19	218.19	106.57	11.09	101.51	10.57

续　表

类别	乳类及制品	蛋类及制品	肉类及制品	鱼虾蟹贝类	糖、蜜饯类	油脂类	调味品类	盐
计划数量（g）	236.05	10.3	51.16	1.48	1.74	14.79	0.68	3
实际数量（g）	307.15	29	79.73	1.77	1.86	18.45	2.57	1.98

表5-7　平均每人每日各种营养素摄入量

	能量		蛋白质	脂肪	维生素A	维生素B1	维生素B2	维生素C	钙	锌	铁
	（kcal）	（kJ）	（g）	（g）	（μg）	（mg）	（mg）	（mg）	（mg）	（mg）	（mg）
平均每人每日	1170.156	4895.934	47.739	47.958	834.483	0.527	0.874	80.141	546.08	8.966	12.375
DRIs	1306.744	5467.417	30.548		347.127	0.749	0.674	47.425	748.508	5.114	9.743
比较%（计划）	82.04	82.04	127.57		222.19	64.66	107.39	166.15	60.58	151.25	118.49
比较%（实际）	89.55	89.55	156.27		240.4	70.34	129.74	168.99	72.96	175.32	127.01

注：要求日托儿童每人每日各种营养素摄入量占DRIs（平均参考摄入量）的75%以上，混合托占80%以上，全托占90%以上。

表5-8　热量分布

		脂肪		蛋白质	
		要求	现状	要求	现状
摄入量	kcal		431.62		155.88
	kJ		1805.9		652.22
占蛋白质总能量%（计划）			31.98		14.54
占蛋白质总能量%（实际）			35.89		16.32

表5-9　蛋白质分布

	优质蛋白质		
	要求	动物性食物	豆类
摄入量（g）	—	27.91	3.05
占蛋白质总量%（计划）	≥50%	46.76	5.17
占蛋白质总量%（实际）	≥50%	58.45	6.38

表5-10　配餐能量结构表

	标准（%）	平均（%）	单位	星期一（Mon）		星期二（Tue）		星期三（Wed）		星期四（Thu）		星期五（Fri）	
早餐	30	19.33	kcal	291.52	23.51%	280.85	25.33%	283.69	18.78%	154.61	12.59%	196.35	16.98%
			kJ	1219.74		1175.08		1186.95		646.88		821.52	

续　表

	标准(%)	平均(%)	单位	星期一(Mon)		星期二(Tue)		星期三(Wed)		星期四(Thu)		星期五(Fri)	
午餐	40	35.18	kcal	286.24	23.09%	436.72	39.39%	481.21	31.86%	534.59	43.54%	457.37	39.55%
			kJ	1 197.61		1 827.24		2 013.39		2 236.73		1 913.64	
午点		16.39	kcal	252.32	20.35%	85.2	7.68%	288.64	19.11%	221.23	18.02%	176.05	15.22%
			kJ	1 055.71		356.48		1 207.69		925.61		736.58	
晚餐	30	29.1	kcal	409.67	33.04%	306	27.60%	456.92	30.25%	317.41	25.85%	326.58	28.24%
			kJ	1 714.08		1 280.29		1 911.75		1 328.04		1 366.41	
全天			kcal	1 239.75		1 108.77		1 510.46		1 227.83		1 156.35	
			kJ	5 187.13		4 639.1		6 319.78		5 137.25		4 838.15	

⑤ 评价。

此食谱对幼儿膳食摄入量的要求而言,供给能量达到要求。

主要营养素热量占 DRIs 的 89.55%,符合幼儿生长发育要求。热能来源分布:蛋白质占总能量 16.32%,脂肪占总能量的 36.89%,碳水化合物占总能量的 46.79%。

三大热量营养素能量构成比蛋白质∶脂肪∶碳水化合物=1∶2.2∶2.9。

优质蛋白质占蛋白质总量的 64.84%,其中脂肪、蛋白质、碳水化合物的含量不符合国家的标准,未来制定膳食计划时应注意脂肪、蛋白质、碳水化合物的摄入量。

微量元素中钙含量 72.96%、铁的含量 127.01%、锌的含量 175.32%、钠的含量 0%,其中钙、钠的含量未达到 80% 要求。在未来制定膳食计划中应增加富含钙、钠的食物来提高微量元素钙、钠的含量。

蔬菜摄入量达到 218.19 克/人,深色蔬菜的摄入量达到 106.57 克/人,水果达到 101.51 克/人,蔬菜摄入量不足、水果摄入量不足,在未来制定膳食计划中应增加蔬菜、水果用量。

乳类摄入 307.15 克/人,蛋类、乳类摄入不足,在未来制定膳食计划中应增加蛋类、乳类用量。

从餐次配比能量结构表可得出,早餐能量摄入低,午餐＋午点能量摄入量高出推荐比例的 12%,晚餐摄入量高出推荐比例的 8%。

⑥ 建议。

按照以上分析结果,给出建议是:应适量增加奶类及其制品的摄入;适当降低油脂摄入量,增加碳水化合物量;适当增加富含锌、钙的食品,如奶类、坚果类、鱼类等,防止幼儿出现抽筋、食欲不振等症状;继续保持充足的水果和蔬菜,适当增加薯类的摄入量。

四、幼儿营养膳食的调整

幼儿营养膳食需依据膳食分析、幼儿体格测评结果及季节及时调整。

1. 根据幼儿个体生长进行调整

为每名幼儿创建个性化的成长记录档案,内容涵盖各年龄阶段的常规体检表格、数据、体测表格数据等内容,定期根据档案内容制定个性化的幼儿营养食谱,随着幼儿的生长发育变化及时调整。[①] 以幼儿的身高体重为例,身高和体重的增长速度与脂肪摄入量密切相关,脂肪摄入量高,身高和体重增

---

① 时卿阁. 儿童保健系统管理在儿童早期生长发育中的效果评价[J]. 智慧健康. 2020,6(27):44－45.

加明显较快,通常该类幼儿的身高体重会高于标准,而脂肪摄入量少的儿童,往往身高体重增长较慢。因此可以根据幼儿体格检查的情况控制或增加幼儿一日生活中脂肪的摄入量,从而达到营养膳食的效果。

案例分析

案例:某日,小狮子幼儿园对中大班幼儿开展健康体检工作,共用时 15 天,并上传、分析各班幼儿体检数据。具体数据见表 5-11。

提问:小狮子幼儿园中大班幼儿体检表中反映了什么问题?作为幼儿园膳食管理者应该如何根据体检体测结果调整营养膳食的制定?

表 5-11 小狮子幼儿园幼儿体检体测及数据分析

班级	大体检儿童数	体格增长情况			肥胖儿童管理		营养不良人数
		可比人数	增长人数	合格增长人数	超重	肥胖	
中一班	48	43	43	40	9	2	0
中二班	48	43	43	39	2	3	0
中三班	43	40	40	33	5	2	0
中四班	43	38	38	33	3	2	0
中五班	46	43	43	38	5	0	0
中六班	42	39	39	33	5	2	1
中七班	43	39	39	32	1	1	0
中八班	46	41	41	36	4	4	3
中九班	43	36	36	34	7	4	0
中十班	45	43	43	42	7	1	0
中十一班	40	35	35	34	6	2	0
大一班	44	40	40	38	2	3	1
大二班	44	36	36	32	3	3	0
大三班	40	34	34	28	6	2	0
大四班	41	41	31	32	3	4	1
大五班	38	35	35	32	7	1	2
大六班	38	32	32	32	3	3	0
大七班	42	36	36	32	6	4	1
大八班	39	34	34	30	1	2	0
大九班	42	40	40	40	2	1	1
大十班	42	37	36	32	5	1	0
大十一班	42	42	32	32	4	0	0
统计全园	939	847	826	754	96	47	10

分析：幼儿健康检查活动一般每半年对幼儿身高、体重、头围、胸围、龋齿进行检查，现在根据数据统计，班级部分幼儿存在肥胖、超重及营养不良的情况。针对体检结果，对于肥胖及超重幼儿，教师在一日活动中，应进一步加大幼儿的运动量；在饮食方面，酌情减少碳水化合物、脂肪的摄入，多摄入各类蔬菜。针对营养不良的幼儿，分析幼儿的具体情况后，若因幼儿肠胃消化能力弱而营养不良，则要做到少食多餐，促进幼儿吸收；若因幼儿挑食偏食造成营养不良，应及时纠正其饮食习惯，按照由少至多顺序适当调整幼儿饮食，确保幼儿健康成长。

2. 根据幼儿年龄阶段进行调整

根据儿童各年龄阶段机体营养消耗情况，不断改善每日饮食营养配比方案，及时补充儿童生长发育所需营养物质。例如，适当增加微量元素、膳食纤维以及维生素的摄入量，保证儿童生长发育必备营养元素。随着年龄增加，儿童的消化系统功能逐渐增强，幼儿园可以进一步增加食材的种类，制定不同年龄段的带量食谱，丰富食物口味，从而起到刺激幼儿味蕾功能发育的作用。

文档

小狮子幼儿园小班带量食谱

3. 根据季节进行调整

幼儿营养膳食的食材应顺应季节进行调整，一些食品虽然在一年四季都可以食用，但是在某个特定季节进行食用时，有着顺应四季节气变化的食疗作用，也就是中医所讲究的食疗养生。顺应季节调整的营养膳食对于儿童疾病的预防有着积极作用。

文档

小狮子幼儿园中、大班带量食谱

幼儿营养膳食工作以食谱制定与膳食调查为主。食谱制定的过程，要结合园所实际以及季节和食材供需情况，制定科学合理的营养食谱，并出具食谱的营养分析。膳食调查是在就餐时间后，统计短期或长期数据，得出实际幼儿营养膳食均值，对比制定食谱的差距，进行调整与改进。

食谱的制定与膳食的调查，一前一后，相辅相成，更专业地实现了幼儿营养膳食的科学性、实用性和合理性。

知识卡片

在流感多发的春天可以多吃味甘、性凉的白菜，有养胃生津、清热解毒的功效。同时，春天所有的植物都发出了新鲜的嫩芽，其中可供食用的有很多，例如香椿、蒜苗、豆苗、豆芽等。韭菜、百合科植物，是升举阳气之佳品，红色食物有利于补肾益肝健脾，可以使幼儿增强抗病毒的能力。

夏天胃肠感染较多，可以通过食用煮绿豆水的形式防暑降温。夏养肠胃及护心，可多食用绿色、苦味食物，可以养心护心，排毒调理肠胃。夏季食用山药能够更好发挥它的健脾作用，山药温补而不骤，微香而不燥，适合幼儿服用。藿香味辛、微温无毒，具有芳香气味，其嫩枝叶可食用，具有健脾理气的功效。此外夏季还可食用芋头，可以更好地发挥其健脾消食、食少纳差的作用，同时芋头还可以保护牙齿，提高人体的免疫力。

秋季时天气干燥，容易上火，此时应少用一些生姜、大葱等辛味食品，少吃一些麻辣火锅、牛羊肉等。秋季以滋阴润肺为主，可多选用白色食物，秋天食用川贝雪梨汤，有利于发挥川贝止咳化痰、清热散结、润肺的功效，川贝雪梨汤除了味道受到小朋友的欢迎外，梨本身性凉，具有生津润燥的作用，可以用于预防燥热引起的上呼吸道疾病。

冬天在中医中适宜冬藏。"减咸增苦"的饮食原则是冬季饮食养生的基本方法,冬天应适当减少一些咸味食物的摄入,与此同时,增加一些苦味食物的摄入。可食用百合莲子粥,百合具有润肺止咳、宁心安神、美容养颜的功效,莲子和百合搭配食用,能够增强养心安神的作用。同时冬天适宜进补,可以食用羊肉萝卜汤进行身体调理。

文　档

小狮子幼儿园二十四节气膳食推荐

任务三　指导开展幼儿膳食工作

良好的饮食和营养不仅为孩子打下健康基础,而且让他们受益终身。在幼儿期培养健康的饮食习惯,可以让孩子与食物形成良性互动,伴随他们一路成长。

一、幼儿饮食习惯培养

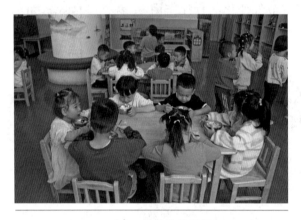

图5-1　幼儿安静进餐

(一) 创设良好的饮食环境

环境是影响幼儿饮食习惯养成的重要因素,幼儿宜在安静、愉悦的环境中进餐(见图5-1),在嘈杂的环境进餐,幼儿的专注力容易分散,对幼儿易造成进餐速度慢、花费时间长等影响。此外,幼儿处于好奇心强、喜欢模仿别人的行为、对事物的判断能力弱的年龄阶段,他们不能辨别进餐行为的好坏,因此,需要成人以身作则,为幼儿创设安静、舒适的饮食环境。

(二) 开展丰富的饮食教育活动

幼儿进餐习惯发展的阶段不同,就要求教师和家长提供不同的活动形式,可以通过健康教育活动、游戏活动、操作活动、个别指导的形式将生活还原在幼儿园中。通过健康教育活动,幼儿可以认识不同的食物,了解食物的营养及其对身体成长的重要性,知道偏食等行为不利于身体的健康发展。同时要及时发现进餐活动中的教育资源,抓住教育契机,培养幼儿良好的饮食习惯,如教学案例"均衡饮食不挑食",通过直观的图片,引导幼儿关注科学饮食对身体健康的影响,同时通过儿歌引导幼儿知道珍惜粮食、不挑食、科学饮食的重要性。

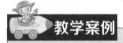
教学案例

均衡饮食不挑食

设计意图

小班部分幼儿存在挑食、偏食的现象,为了使幼儿懂得不挑食的重要性,养成不挑食的好习惯,特设计这节教学活动。

活动目标

1. 认知目标：了解吃饭对身体健康的影响，能按时吃饭、不挑食。

2. 技能目标：知道应该怎样吃饭，向吃饭好的幼儿学习。

3. 情感目标：能够愉快地参与活动。

活动准备

多媒体课件。

活动过程

一、开始部分

进行律动，让幼儿安静下来。

二、基本部分

1. 情境创设，激发幼儿兴趣。

① 出示"乐乐和佳佳"，幼儿认真观察他们的身体有什么不同：乐乐高大、匀称、结实；佳佳低矮、瘦小。

② 引导交流，使幼儿知道吃饭对身体健康的重要性。

2. 出示图片，认识各种营养物质。

① 逐一出示，引导幼儿说出图片名称，了解它们的营养价值，知道它们对身体很有好处。

② 引导幼儿知道应该怎样吃饭，向吃饭好的幼儿学习。

3. 跟教师学儿歌。

4. 观看视频《吃饭不挑食》。进一步让幼儿了解吃饭对身体健康的重要性，怎样才是不挑食。

三、结束部分

进行活动总结，引导幼儿不管是在幼儿园还是在家里都要按时吃饭、不挑食，做一个快乐的健康宝宝。一起唱念儿歌《科学饮食》。

科学饮食

快来快来，吃饭啦，

挑食的孩子不漂亮。

少吃零食，多吃菜，

节约粮食不能忘。

人是铁噢，饭是钢，

一顿不吃饿得慌。

跟我一起科学饮食，

身体变得越来越棒。

（三）根据年龄特点丰富饮食形式

根据幼儿的年龄特点，采用不同的用餐方式，促进幼儿习惯养成。从小班开始，可以培养幼儿从点心等容易拿取的食物开始尝试自主取餐，直到大班实现完全独立取餐，进一步培养幼儿良好的进餐习惯（见图 5-2）。幼儿通过自己拿取餐具，自主按量盛饭盛菜，不浪费饭菜，从而养成不挑食、

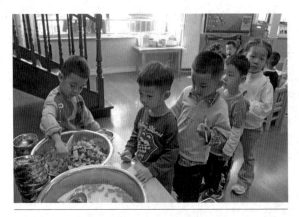

图 5-2 幼儿有序、自主分餐

不偏食、不争食的良好习惯。此外,从中班开始,就可开展自助餐活动,在餐前可以向幼儿介绍丰富的餐点及进餐礼仪,让幼儿自主选择菜品,提高幼儿的兴趣,以丰富的就餐形式促进幼儿良好进餐习惯的养成。

(四) 注重家园共育

通过宣传栏介绍膳食营养知识,定期在公众号推送食谱,让家长了解幼儿每日的膳食情况,同时在幼儿园最醒目的地方向家长展示每日食材。定期邀请专家来园做营养饮食知识讲座,向家长普及幼儿科学膳食知识,传达科学合理的膳食理念,转变家长的膳食观念,提倡并引导家长和孩子一起制订家庭膳食计划,共同做好幼儿的膳食营养工作。结合本地四季气候的变化及孩子身体发育特点,幼儿园与家长一起制定适合本园儿童成长的"四季食谱",开启家园共同营养育儿新模式。

幼儿饮食习惯要求

《幼儿园教育指导纲要(试行)》对幼儿饮食习惯的要求是:"安静愉快地进餐,正确使用餐具,饭后擦嘴,养成主动喝水的习惯,细嚼慢咽,咀嚼时不发出响声,不挑食偏食,不剩饭菜,就餐时不发出声音,不乱扔残渣,饭后收拾干净。"

《3—6岁儿童学习与发展指南》中提出:"3~4岁的幼儿,在提醒下,饭前洗手;能熟练地用勺子吃饭;在引导下不偏食、挑食;喜欢吃瓜果、蔬菜等新鲜食品;愿意饮用白开水,不贪喝饮料。"

二、幼儿膳食指导

幼儿膳食指导主要包括送餐规范、幼儿进餐指导、幼儿餐后指导和收餐规范四个环节。

(一) 送餐规范

(1) 送餐员(或教师)按当日各班幼儿实际出勤人数准确配送餐具。

(2) 配餐员根据各班当日幼儿实际出勤统计及各年龄段人均带量分装到各班的容器(菜盆)内,部分荤菜(如基围虾、鸡翅、鸡腿、肉丸子、包子等)尽量按照个数分装,以保证每人的摄入量。

(3) 使用送餐车及专用电梯配送餐点,每天使用前由送餐员使用消毒液清洗专用抹布擦拭送餐车或电梯,做好消毒记录并签字。

(4) 送餐员(或教师)检查送餐车完好、洁净,到配餐间按班牌领取分装好的饭菜(主食、菜肴、汤品)平稳装入专用送餐车,并盖好防尘布(罩)。分饭菜的勺子、夹子等要摆放在消毒好的容器内,不能随意放在餐车上。

(5) 送餐车在各楼道应靠右慢速行进,送餐员在送餐途中注意避让幼儿及教师,并有礼貌地问候。

(6) 送餐员将饭菜有序转移到班级分餐车上,推送至班级并转交给当班教师,并再次核对就餐人数与餐具数量是否匹配。

（7）送餐员每次送餐时应按要求向班级开餐教师介绍当餐菜肴，以便教师实施餐前食育宣教。

（8）送餐员送餐结束后，将送餐车推送至指定地点有序停放，将餐车防尘布（罩）收好并随时保持送餐车清洁。

（9）送餐员送餐结束后应主动到所服务的班级观察幼儿就餐情况，并及时补给缺少的餐具和饭菜。

（二）幼儿进餐指导

（1）教师分工协作，组织幼儿有序洗手，穿进餐围兜（托班和小班）。进餐时间30分钟左右，与早点间隔至少2小时。

（2）保育师负责餐前桌面清洁，带班教师对幼儿进行餐前教育。

（3）向幼儿提出"安静、文明进餐，残渣进渣盘，餐后还原餐具、椅凳摆放"的要求，并宣布进餐完毕后的活动安排。

（4）教师为幼儿介绍菜品名及所含营养，调动幼儿食欲，鼓励幼儿适量进餐。为幼儿盛饭遵循少盛勤添的原则。

（5）鼓励新小班幼儿自己进餐，或根据情况辅助喂餐。督促幼儿安静就餐，细嚼慢咽，不吃汤泡饭，不挑食，不剩饭菜。

（6）中大班幼儿可根据情况，分组有序取餐或小组值日生服务取餐。

（7）引导幼儿进餐时应先吃饭菜后喝汤，鼓励幼儿添加饭食。肥胖儿的饮食安排是先汤后饭，少量多次，控制进食速度，也可结合家长要求控制食量。观察幼儿咀嚼结束后，有序离开餐桌。

（8）指导幼儿吃完后用餐巾纸擦嘴。两手拿餐巾纸盖住整个嘴巴，从两边向中间擦净嘴唇及其边缘；对折餐巾纸，横向擦净下巴；再次对折分别擦拭两手。指导幼儿轻轻将餐具放回指定的器皿中，还原椅子后再离开桌子。

（9）指导中大班幼儿用温开水有序、正确地漱口（漱口流程：取口杯，接三分之一杯温开水，含在口中鼓动腮帮，吐水，重复一次，擦嘴，放还口杯）。

（10）先结束进餐的部分幼儿在一位教师的指导下进行较安静的区域活动（如：阅读、拼搭等）。

（11）待全部幼儿进餐完毕后，教师带幼儿外出散步。

（12）保育师收拾渣盘和餐巾（中大班可请值日生协助），并将餐具放至指定区域。

（三）幼儿餐后指导

（1）带班教师组织幼儿有序排队，在室内公共区安静慢走。教师需面向幼儿，组织合适的活动，如手指游戏、儿歌等。

（2）教师引导幼儿餐后散步时保持舒适心情，不大声喧哗、不做剧烈运动、避免幼儿处于风口处或在太阳下暴晒。

（四）收餐规范

（1）幼儿就餐结束后，送餐员依次到各班餐车停放处回收餐具，并针对各班就餐情况填写进餐观察记录表。

（2）将各班收回的剩菜、剩饭、剩汤倒在一个汤桶中，其他碗筷归置整齐摆放在餐车上，饭盆、菜盆、汤桶整齐摞在一起。

（3）收餐时缓慢行进，避免将菜汤洒落至地面。

（4）餐车经送餐通道直接推至后厨洗消间，按照类别分类进行清洗消毒。

视频

送餐、开餐、收餐、散步视频

任务四　管理幼儿膳食

只有加强幼儿膳食管理工作、不断提高服务水平、防范食品安全事故，才能让幼儿健康成长，使家长满意放心。

一、幼儿膳食管理的组织建设

（一）成立膳食管理领导小组

幼儿园要成立专门的膳食管理领导小组，成员包括园领导、保健人员、食堂管理人员、保育师代表、教师代表、家长代表等，共同修订并完善各项膳食制度。每学期定期召开膳食管理委员会会议，针对幼儿的膳食营养、就餐环境、饮食行为、家园饮食的配合、伙食费收费标准等展开讨论，收集各部门对膳食管理的意见，制订合理的实施方案。采取定期与不定期相结合的方式，对膳食制度的执行情况进行检查，建立健全评估体系，完善膳食管理机制，在组织制度上确保膳食管理能达到预期效果。此处可扫码阅读"幼儿膳食委员会管理制度"的参考模板。

文档

幼儿园膳食委员会管理制度

文档

幼儿园陪餐制度

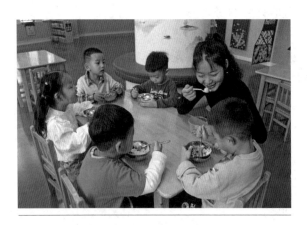

图5-3　家长陪餐

（二）建立膳食安全管理制度

建立膳食安全管理各项制度是幼儿园膳食保障的基石，在工作中应不断完善，确保人员、环境、食品的安全卫生，是膳食管理工作落实的有效体现。幼儿园常用安全管理制度包括陪餐制度（见图5-3）、食品安全管理制度、原材料配送索证索票制度、餐具清洗消毒管理制度及功能间安全管理制度等。除安全制度外，还需形成各类有关食品安全的预案，确保突发事件发生时能够积极应对。

（三）健全安全管理工作流程

根据幼儿园后厨各功能间岗位工作性质、工作要求、工作时间的不同，建立各岗位工作流程，并严格按照流程要求进行操作，杜绝因不规范操作行为而导致的食品安全事故发生。

文档

食堂日常管理工作流程

二、幼儿膳食供应管理

幼儿膳食供应管理包含食材供应商选择、食材下单与配送、索证索票、食材验收与入库四个环节，通过有效的膳食供应管理，可从源头上确保幼儿食品安全。

（一）食材供应商选择

在充分调研的基础上，食材供应商应该选择当地商业信誉好、各种证件齐全、质量上乘的正规企业统一采购配送食堂所需原料。确保食材源头有质量保证，食材价格可控透明。

（二）食材下单与配送

食材下单需根据幼儿近期出勤率及次日幼儿营养带量食谱中幼儿人均带量计算食材下单总数量。由幼儿园食品库管理人员与配送公司及时沟通配送的数量、时间及其他要求，配送公司按照幼儿园要求及时配送食材，配送过程中应注重食材的储藏与存放。

（三）索证索票

按照食材采买要求，严格建立并执行进货检查验收制度，查验该批次食品的合格证明与产品标识，索取食品符合质量标准及证明食品来源的票证。幼儿园膳食中常见的索证索票相关证件有配送公司营业执照和食品经营许可证。

（四）食材验收与入库

完成索证索票并确定食材来源安全后，验收小组需进行食材验收，食材验收具体需从数量、定性包装食材的验收及非定性包装食材验收三方面进行。数量验收主要查验送货数量与下单数量是否相符，送货单品名与实际品名是否相符；定性包装食材主要从生产日期、保质期、食物外观、气味及手感等方面进行验收；非定性包装食材通过看和闻查验是否存在腐烂、变质及不新鲜的情况。完成验收后即可登记入库。

目前，依托"互联网＋"的发展，幼儿园膳食供应管理也逐步实现了信息化、智能化。可见如下案例分析。

案例分析

案例：随着"互联网＋"的逐步发展，小狮子幼儿园依托"互联网＋教育"标杆校，与"童邦在线"管理平台联合研发，将膳食配送与管理模块纳入系统，流程如图5-4所示。具体过程如下。

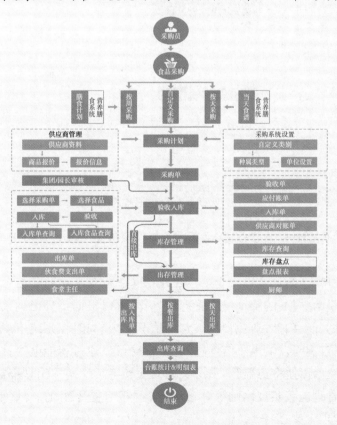

图5-4　互联网＋食材采购流程图

1. 食材下单及配送。按照幼儿园需求,将上千种按区域分类的食材录入智能化配餐系统中,根据园所实际情况选择食材制作科学的幼儿营养配餐方案,生成带量食谱,并根据幼儿出勤自动统计食材配送量,避免浪费,如图 5-5 所示。

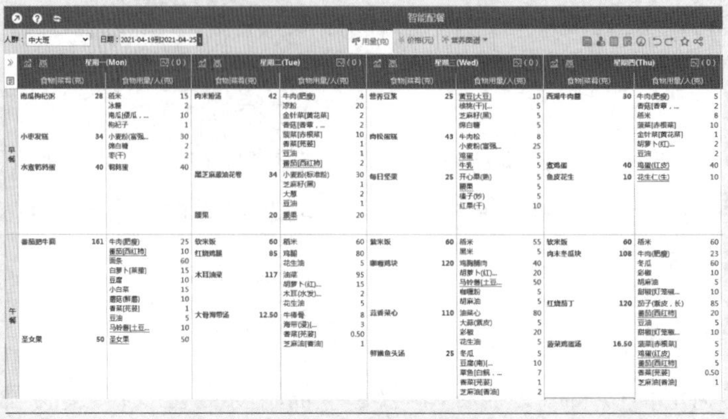

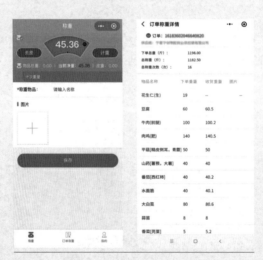

图 5-5　制作带量食谱

2. 索证索票。由配送方提前将公司营业相关证件及食材配送的票据上传至后台,可随时查看,节省了现场查看进行索证索票的时间,且便于永久保留。

3. 食材验收及称重。由食品库管、炊事班长、粗加工间负责人三人组成食材验收小组,将验收过的食材通过智能电子蓝牙秤系统进行称重验收并实时上传,如图 5-6 所示,幼儿园管理者能够实时查看数据及验收情况,实现数据共享。

图 5-6　电子蓝牙秤称重

4. 根据下单记录反馈后台,形成每日账目,月底核算,完成当月幼儿食材采购费用结算工作。

依托"互联网＋"如何实现膳食供应管理信息化? 信息化的管理都具有哪些优势?

分析:"互联网＋"下的膳食供应管理信息化,可以根据每日出勤人数及智能配餐系统制订膳食周采购计划,能够有效避免食材浪费的情况发生,同时在系统上规范食材采买配送流程管理,借助幼儿园自主研发的电子蓝牙秤,订单食材可以通过智能电子秤系统进行称重验收并实时上传、数据共享,以便多方监管,从源头上彻底杜绝了配送中出现漏洞的可能性,"互联网＋"下的幼儿膳食管理能够实现出勤统计自动化、营养配餐智能化、食材采购透明化,从而做到让家长安心,让管理者放心。

三、幼儿园食堂 4D 安全管理

(一) 4D 安全管理的定义

幼儿园后厨管理严格执行食品 4D 即四个到位：整理到位、责任到位、执行到位、培训到位，从而做到规范管理。

1. 整理到位

整理到位指重点强调物品的摆放与收纳，将必需品按照"四分、四统一、一清洁"的要求摆放。"四分"即分区、分类、分层、分颜色，如后厨物品的摆放应按照不同的功能间分区摆放，面点间内放置烤箱、打蛋机、和面机等物品，粗加工间实行水槽荤素区分；"四统一"即开封保质期食品统一保管、私人物品统一保管、量大的物品统一保管、展板统一颜色和板式；"一清洁"指随时保持现场卫生的清洁。

2. 责任到位

责任到位指后厨中要用的东西依照"五定"即定名、定量、定位、定向、定流线进行标示，且责任到人。对于可供摆放物品的区域统筹定位，在规划好的位置摆放整齐，由专人保管，在物品表面制作 4D 安全管理卡，标明使用人、责任人及物品使用流程（见图 5-7）。

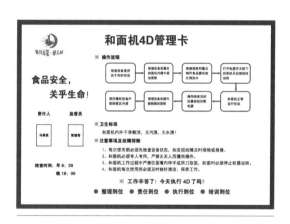

图 5-7　班级 4D 安全管理卡片

3. 培训到位

培训到位是坚持反复持续整理到位及责任到位的过程。形成培训监督机制，定期开展后厨从业人员的培训与指导工作，培训可以涵盖法律法规、职业道德幼儿园制度、安全操作示范、工作实操等多方面内容，加强后厨从业人员交流沟通，增强业务本领（见图 5-8）。

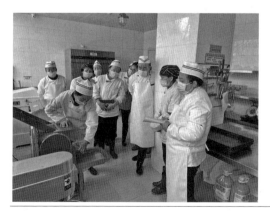
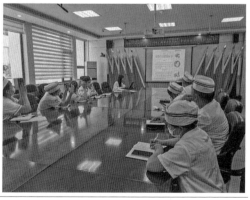

图 5-8　后厨人员培训

4. 执行到位

执行到位是在培训到位的基础上，通过后厨全员互动，以科学的监督系统将后厨安全管理落地落实，实现后厨管理整齐划一、整洁有序（见图 5-9），真正发挥 4D 管理的效用。

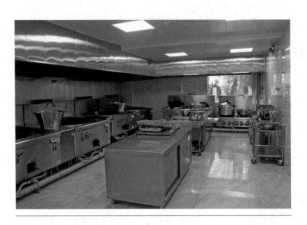

图 5-9　后厨操作间

（二）4D 安全管理内容

1. 从业人员管理

（1）从业人员资质。膳食从业人员一般应选择身体健康、作风正派、吃苦耐劳、稳定性强的人员从事餐饮服务工作,厨师、面点师应选择专业学校毕业的餐饮从业人员。此外,餐饮从业人员上岗前需进行食品专用行业的健康检查,合格后颁发"餐饮从业人员健康证",持证上岗,之后每年检查一次并更换健康证。

（2）从业人员职责。明确膳食管理人员、厨师、面点师、勤杂工及功能间负责人等各岗位人员工作职责,通过让从业人员了解自己的工作职责是什么内容、该承担什么样的工作、担当什么样的责任、如何更好地去做,督促从业人员有质量、有保障地完成工作任务,提高工作效率,发挥其岗位职能。

文档 厨师岗位职责

（3）从业人员考核监督。制定合理的考核机制,并结合学期末定期开展后厨从业人员考核,可以涵盖《食品安全法》《学校食堂食品安全管理十项规定》等法律法规理论考核;安全操作示范、后厨设备实操等技能考核。以考核促成长,不断提高后厨从业人员的政治素养和业务水平。

文档 后厨奖励工资量化考核细则

2. 食堂卫生安全管理

（1）食堂器械与环境卫生。环境卫生及食堂器械实行"四定":定人、定物、定时间、定质量,划片分工包干负责。具体要求为厨房有通畅的污水排放系统和防蝇、防尘、防鼠设施;配备分别存放生熟食品的专用冰箱;配备足够的工具、容器且按照要求使用;食堂人员应每天清理操作台、灶台、蒸饭箱、消毒箱、调味品橱、冰箱及盛器等,要求堆放整齐,表里清洁无油污;各类炊事器械要有专人负责、专人保养,使用后要打扫干净,用专用布盖好;废弃物盛放容器应加盖,做到清洁不漏;厨房间在每日结束工作后需关闭门窗进行紫外线消毒;将食堂卫生分干到人,落实承包责任制,与月考核奖挂钩。

文档 小狮子幼儿园后厨卫生检查表

（2）食品与炊具卫生。食品由原料到成品实行"四不",即采购员不买腐烂变质原料;保管员、验收员不收腐烂变质原料;加工人员、厨师不用腐烂变质原料;各班老师不给幼儿食用变质食品,不用手拿食品,不用不洁材料存放和包装食品。

成品食品存放实行"四隔离",即成品与半成品隔离,生熟食品隔离,食品与药物隔离,食品与天然水隔离。

文档 小狮子幼儿园食堂餐具清洗消毒记录示例

（3）餐具消毒卫生。幼儿园餐具的清消严格执行"一洗、二漂、三冲、四消毒、五保洁"制度,幼儿园餐具常见的餐具消毒方法为蒸汽消毒,将洗涤洁净的餐具置入蒸汽柜或箱中,使温度升到 100℃时,消毒 10 分钟以上,消毒后的餐具应自然滤干或烘干,不应使用餐巾或手巾擦干,避免二次污染。此外,消毒后的餐具应及时放入消毒保洁柜中。

实战演练

一、填空题

1. 幼儿营养膳食的意义是_____、_____、_____。

2. 基于儿童成长所提供的食物量及_____配比均衡的膳食即为儿童营养膳食。

3. 比较理想的钙源是_____。

4. 3～6 岁儿童食谱制定的原则是_____、_____、_____、_____、_____。

二、选择题

1. 3～6 岁学龄前儿童,能量的推荐摄入量为每日(　　)kcal。
   A. 1 000～1 400
   B. 1 100～1 500
   C. 1 200～1 600
   D. 1 300～1 700

2. 在幼儿园两正餐之间的时间间隔应为(　　)。
   A. 2.5～3 小时
   B. 3.5～4 小时
   C. 3～3.5 小时
   D. 4 小时以上

3. 3～6 岁儿童每天水的总摄入量(即饮水和膳食中汤水、牛奶等总和)为(　　)ml。
   A. 1 300～1 600
   B. 1 350～1 650
   C. 1 400～1 700
   D. 1 450～1 750

4. 三大能量营养素是指(　　)。
   A. 蛋白质、脂肪、碳水化合物
   B. 维生素、碳水化合物、脂肪
   C. 蛋白质、脂肪、维生素
   D. 脂肪、水、碳水化合物

5. 带量食谱制定一般使用(　　)作为参照。
   A.《中国居民膳食营养素参考摄入量(DRIs)》
   B.《中国食物成分表》
   C.《中国居民膳食指南》
   D. 以上 3 项都有

6. 膳食调查方法一般来说有(　　)。
   A. 检验法、记账法、推算法
   B. 24 h 回顾法、记账法、称重法
   C. 记账法、调查法、24 h 回顾法
   D. 推算法、测量法、检验法

7. 幼儿营养膳食需依据(   )及时调整。

    A. 幼儿喜好、成长测评、季节变化

    B. 膳食分析、幼儿喜好、季节变化

    C. 膳食分析、幼儿体格测评结果、季节变化

    D. 幼儿喜好、幼儿体格测评结果、季节变化

8. 食材验收具体需从(   )进行。

    A. 数量、定性包装食材的验收、非定性包装食材验收

    B. 数量、质量

    C. 外观、保质期、生产日期

    D. 外观、数量、质量

9. 环境卫生及食堂器械实行"四定","四定"指的是(   )。

    A. 定点、定物、定量、定时间

    B. 定人、定物、定点、定质量

    C. 定物、定时间、定点、定质量

    D. 定人、定物、定时间、定质量

10. 食品 4D 安全管理是指从(   )四方面做到规范管理。

    A. 职责到位、执行到位、整理到位、培训到位

    B. 执行到位、培训到位、工作到位、整理到位

    C. 整理到位、责任到位、执行到位、培训到位

    D. 培训到位、职责到位、执行到位、整理到位

三、判断题

1. 学龄前儿童每日每千克体重需总脂肪约占总能量的 25%～35%。   (   )

2. 制定带量食谱的流程是确定用餐对象全日能量供给量；确定三种产能营养素全日应提供的能量；确定三种产能营养素每日需要数量；确定三种产能营养素每餐需要量；确定主食及副食的品种和数量；确定蔬菜量；确定纯能量食物的量。   (   )

3. 幼儿膳食供应管理包含食材招标、食材下单与配送、食材验收与入库三个环节。   (   )

4. 幼儿园需要定期邀请专家来园做营养饮食知识讲座，向家长普及幼儿科学膳食知识，传达科学合理的膳食理念，转变家长的膳食观念。   (   )

5. 幼儿园餐具的清消严格执行"一洗、二漂、三冲、四消毒"制度。   (   )

四、论述题

    大班幼儿户外活动后回到了教室，准备开饭了，老师让所有小朋友坐在座位上，有的小朋友在高声唱歌，还有的在拿玩具打来打去。饭来了，在一片嘈杂声中，老师为小朋友盛好饭并放到桌面上。还有小朋友仍然在说话，老师大声喊道："吃饭了，别吵了！"幼儿开始进餐，老师坐在自己的电脑前处理班级文字工作。饭后，老师让保育老师收拾桌面地面，组织幼儿脱衣服午睡。

    请分析在以上幼儿进餐环节中，教师指导存在哪些问题，并说出正确的做法。

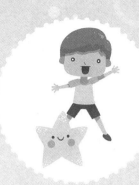

模块六

幼儿常见疾病预防及控制

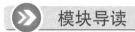 **模块导读**

　　学前儿童正处于生长发育的初始阶段,对外界环境的适应能力较差,抵抗疾病的能力较弱,易得各种疾病,如流行性感冒、手足口病、消化不良等。如何认识、预防和控制幼儿常见疾病的发生直接影响到儿童乃至成人后的健康状况和生命质量,并终将影响人口身体素质的提高。做好幼儿的疾病预防和控制,提高儿童的健康水平,是学前教育的重要任务。本模块分为三个任务,分别阐述幼儿常见疾病的内涵,传染病和非传染病的症状、致病原因、应急处理及预防措施等内容。学习者可理论联系实际,对各类疾病有初步的认知,尤其是当幼儿园内发生类似情况后,能够及时发现并做出正确合理的处理,同时重点关注儿童的保育与教育,做到预防为主,防治结合。

学习目标

1. 了解幼儿常见疾病的种类、致病原因、主要症状、治疗与预防等卫生保健知识。
2. 掌握幼儿常见传染病和非传染病的处理办法。
3. 树立科学保育的观念,增强疾病防控意识,注重幼儿日常保育教育的重要价值。
4. 树立文化自信,了解中西医结合的方式预防和治疗相关疾病的知识和方法。

内容结构

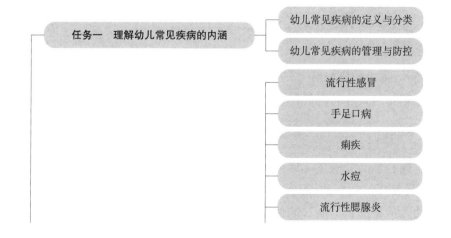

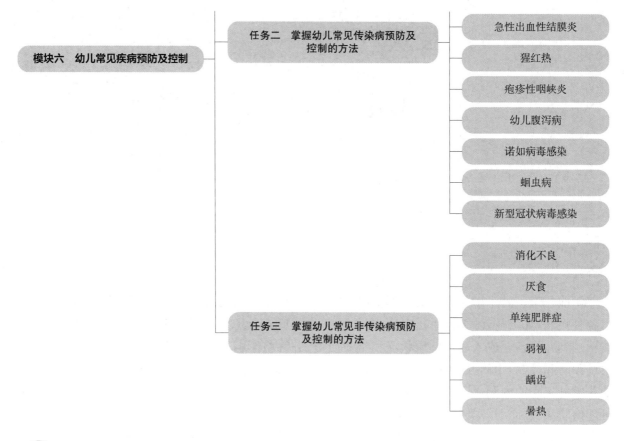

模块六　幼儿常见疾病预防及控制

任务二　掌握幼儿常见传染病预防及控制的方法
- 急性出血性结膜炎
- 猩红热
- 疱疹性咽峡炎
- 幼儿腹泻病
- 诺如病毒感染
- 蛔虫病
- 新型冠状病毒感染

任务三　掌握幼儿常见非传染病预防及控制的方法
- 消化不良
- 厌食
- 单纯肥胖症
- 弱视
- 龋齿
- 暑热

情境导入

　　某日下午,小狮子幼儿园有 6 名幼儿出现呕吐情况,该幼儿园有 15 个班级,300 多名幼儿。随后,市教育局联合市场监管局、疾控中心等部门到幼儿园进行现场调查,疾控中心和市场监督管理局分别进行了现场采样,对相关幼儿的肛拭子和环境采样的检测结果为诺如病毒阳性,证实幼儿呕吐原因为诺如病毒感染所致。

　　从案例中,你认为在幼儿园中发生此类事件后,园所、教师和家长分别应该做些什么呢? 如何才能有效避免类似事件的再次发生呢?

任务一　理解幼儿常见疾病的内涵

　　一般而言,疾病可分为传染病和非传染病,其中传染病的患病原因更为复杂。更好地掌握幼儿常见疾病中传染病和非传染病的内涵是做好疾病防控、幼儿健康管理的理论和实践基础。

一、幼儿常见疾病

　　幼儿常见疾病顾名思义就是在临床上比较常见的疾病,是指 0~6 岁幼儿由于发育特征易发生的疾病,一般有与营养有关的疾病、五官疾病、皮肤病、肠道寄生虫病、消化道疾病、呼吸道疾病等。本模块后续将对幼儿常见的传染病和非传染病做说明。

(一) 幼儿常见传染病

　　传染病是能在人与人之间、人与动物之间相互传播的,由致病微生物或寄生虫引起的具有传染性的疾病[1]，特点是流行性和传染性，并且感染后常可获得一定程度的免疫性。根据《中华人民共和国传染病防治法》，将传染病分为甲类、乙类和丙类，自 2019 年底陆续发现的新型冠状病毒感染属于乙类传染病。传染病的发生应该具备传染源、传播途径以及易感人群三个要素，主要可通过空气飞沫、饮食、虫媒、接触、母婴等形式进行传播。传染病的预防应针对传染病发生和流行的三个环节采取综合性措施：控制传染源（早发现、隔离、对接触者进行检疫）、切断传播途径（物理消毒、化学消毒、隔离病人、进行终末消毒）和保护易感者（计划免疫、接种疫苗）。能够完全切断其中的一个环节，就可以有效防止这种传染病的发生以及流行。

（二）幼儿常见非传染病

幼儿身体尚未发育完成，随着生活水平的提高、幼儿生活方式的变化，肥胖、消化不良、龋齿、弱视等常见病患病率呈逐渐上升趋势，严重影响幼儿的身心健康，根据《国家基本公共卫生服务规范》，应对幼儿单纯性肥胖、龋齿、视力异常等进行重点干预，因为这类疾病会对孩子的身体产生极大的危害，若能早期了解并及时预防，干预效果良好。

二、幼儿常见疾病的管理与防控

幼儿园是幼儿集体生活和学习的场所，幼儿健康状况事关重大，常见病和传染病的管理与防控是保健和保育工作的重点。幼儿园内应建立相应的制度、流程（见图 6-1 和表 6-1），高度重视对幼儿常见疾病的防控处置工作，以免因为处置不当引发严重后果。

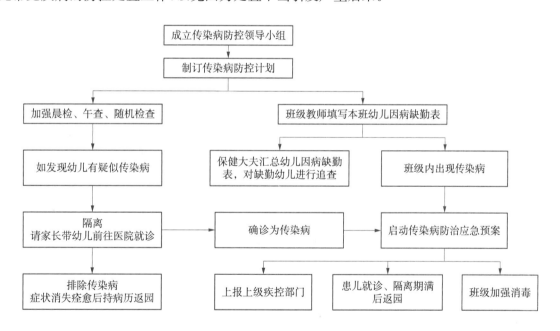

图 6-1　幼儿园传染病防控工作流程[2]

表 6-1　幼儿疾病治疗登记表

时间	姓名	性别	班级	就诊原因	主要症状	治疗措施	签字

---

① 孙桂香，姜丽英.流行病学［M］.南京：东南大学出版社，2016：43.
② 张欣.幼儿园工作流程图解［M］.上海：复旦大学出版社，2019：83.

表 6-2　我国法定传染病分类①

分类	疾病名称
甲类	鼠疫、霍乱
乙类	新型冠状病毒感染、传染性非典型肺炎、艾滋病、病毒性肝炎、脊髓灰质炎、人感染高致病性禽流感、麻疹、流行性出血热、狂犬病、流行性乙型脑炎、登革热、炭疽、细菌性痢疾和阿米巴性痢疾、肺结核、伤寒和副伤寒、流行性脑脊髓膜炎、百日咳、白喉、新生儿破伤风、猩红热、布鲁氏菌病、淋病、梅毒、钩端螺旋体病、血吸虫病、疟疾、人感染 H7N9 禽流感
丙类	流行性感冒、流行性腮腺炎、风疹、急性出血性结膜炎、麻风病、流行性斑疹伤寒和地方性斑疹伤寒、黑热病、包虫病、丝虫病,除霍乱、细菌性和阿米巴性痢疾、伤寒和副伤寒以外的感染性腹泻病、手足口病

任务二　掌握幼儿常见传染病预防及控制的方法

幼儿园是幼儿集体生活的场所,幼儿喜爱相互之间肢体接触,这使幼儿园成为各类传染病的高发地点。为了尽量做好传染病的防控和治疗,了解各类疾病的相关知识以及预防和护理要点尤为重要。

一、流行性感冒

流行性感冒简称流感,是因感染流感病毒而起,可经呼吸道飞沫传播的一种急性呼吸道传染病,儿童是流感的高发人群以及重症病例的高危人群。流感具有潜伏期短、迅速蔓延、波及面广等特点,流感病毒根据其病原体不同分为甲、乙、丙三型,甲型流感病毒根据 H 和 N 抗原不同,又分为许多亚型,其中 H1N1、H2N2、H3N2 主要感染人类;乙型流感病毒家族不分亚型,只有两个系列。

(一)症状

感染流感病毒,多会出现面色潮红、怕冷、发热、头疼、嗓子疼、脊背和四肢酸痛、疲乏无力、咳嗽、流涕、流泪、眼结膜充血、淋巴结肿大等症状,部分会患儿出现腹痛、腹胀、腹泻、呕吐、鼻出血或皮疹等症状。个别低龄婴幼儿有可能出现严重的咽喉炎、气管炎、支气管炎,甚至可能出现呼吸道梗塞。

(二)治疗与护理要点

日常护理中,患儿需多喝水,加快身体的新陈代谢,在体力恢复之前,尽量卧床休息,不能去幼儿园。居室内保持空气新鲜,注意保暖,避免干燥,多吃含维生素 C 的食物,如西红柿、猕猴桃、橘子

---

① 根据《中华人民共和国传染病防治法》第一章、第三条之规定及 2020 年 10 月 2 日,国家卫健委发布《传染病防治法》修订征求意见稿相关法规政策。

等水果,若食欲不振,可榨汁饮用,避免食用辛辣刺激、生冷、油腻食品。尽量选择半流质饮食,如面条、米粥、蛋汤等食物,可降低胃肠压力,有助于食物的消化、吸收。当患儿出现高热症状时,应在医生指导下使用药物治疗,也可在头部枕冰袋,用温水擦拭前腋窝、腹股沟、颈部血管丰富的部位,起到降温的作用。

(三) 预防

目前,公认能够有效预防流感病毒的就是在医生指导下接种流感疫苗。流感流行季节,应避免去人群密集的公共场所,保持室内空气流通。注意个人卫生,勤洗手,避免脏手接触口、眼、鼻,规律作息,注意摄入食物的营养均衡,适当运动,增强体质和免疫力,外出时佩戴口罩。

预防流感儿歌

你拍一,我拍一,早起锻炼好身体;

你拍二,我拍二,注意卫生多喝水;

你拍三,我拍三,注意保暖多睡眠;

你拍四,我拍四,勤洗澡来勤换衣;

你拍五,我拍五,开窗通风不要捂;

你拍六,我拍六,多多洗手要讲究;

你拍七,我拍七,水果蔬菜营养齐;

你拍八,我拍八,粗粮肉蛋都爱它;

你拍九,我拍九,口罩消毒经常有;

你拍十,我拍十,儿歌记牢要坚持。

二、手足口病

手足口病是由肠道病毒引起,每年的夏季和秋冬季节在 5 岁以下的儿童群体中比较容易爆发和流行的急性传染病。多数患者症状轻微,少数严重者也可导致急性弛缓性麻痹等中枢神经症状甚至是死亡。如今,手足口病的防治已经成为全球范围内的一个公共卫生问题,粪口传播、飞沫传播和密切接触都可以导致手足口病的传播和传染。

(一) 症状

手足口病的潜伏期一般为 3～7 天,多数患儿会突然发病,约半数患儿于发病前 1～2 天有发热症状,体温会在 38℃ 左右浮动,持续 2～3 天,少数患儿会持续 3～4 天以上。在感染初期,患儿常会有发热、咳嗽、流涕、流口水等症状。同时,口腔里出现水疱,水疱极易破溃形成糜烂面,皮肤上会出现红色的小丘疹,顶部易出现水疱。部分患儿早期有轻度上感症状,如咳嗽、流涕、恶心、呕吐等。口腔黏膜疹出现较早,主要位于舌及两颊部,唇齿侧也常发生。随着病情的持续,手、足等远端部位出现斑丘疹或疱疹。一般来说,斑丘疹在 5 天左右由红变暗,然后消退,疱疹呈圆形或椭圆形扁平凸起,内有混浊液体,如黄豆大小不等。手足远端部位的斑丘疹和疱疹一般无疼痛和痒感,愈后不留痕迹。要注意的是,在同一患者手、足、口、皮疹不一定全部出现,不典型、散发性的幼儿出疹只表现在患者身体某一个部位上,因此要加以仔细辨别。

（二）治疗与护理要点

患儿一旦出现疑似手足口病症状时，家长需立刻带患儿到医院进行病原学和血清检查确定病症。近年来，对于手足口病的临床治疗，一般采用喜炎平联合利巴韦林进行治疗，见效较快，对于症状较轻的患儿，一般也会给予抗病毒的药物进行治疗干预，不宜使用抗生素。

在日常护理中，应注意患儿发热时多饮水，若体温超过 38.5℃，可服用布洛芬类退烧药。患儿身体部位的疱疹应注意少接触水，避免交叉感染，可以遵医嘱选用一些药物进行外涂。针对口部出现的疱疹和溃疡，要保持口腔的清洁卫生，可用药物进行外涂，还可以适量补充维生素 C、B_1、B_2 等。

（三）预防

养成良好的个人卫生习惯可以有效预防手足口病。要注意提醒幼儿饭前便后、外出回家后用肥皂或洗手液洗手，不喝生水、吃生冷食物。在本病流行期间不宜带幼儿到人群聚集、空气流通性差的公共场所。一旦发现手足口病患儿，也要给居室内做全面的清洁消毒、通风，将患儿接触的玩具、用品进行全面的晾晒或消毒处理。

知识卡片

早在 1957 年，新西兰曾爆发一场神秘的疫情，诸多 3 岁以下儿童先后出现手足发红等症状，并有致死病例。1958 年在加拿大从患儿体内分离出了柯萨奇病毒，美国于 1959 年第一次将这种病毒引起的疾病命名为手足口病[1]。

三、痢疾

痢疾是夏、秋季较为常见的一种病症，儿科临床中最常见的是细菌性痢疾。儿童细菌性痢疾，是由细菌感染而引起的肠道感染病。根据痢疾发作的病程长短，可以把细菌性痢疾分为急性细菌性痢疾、非典型性痢疾和慢性细菌性痢疾。

（一）症状

急性细菌性痢疾发病急骤，症状为阵发性腹痛、发热、恶心、呕吐、腹泻（每天 10～30 次）、排脓血样大便、疲乏无力、食欲减退等；非典型性痢疾不发热或只有低热，腹泻程度较轻，粪便中可见黏液而没有脓血；慢性细菌性痢疾症状为粪便中有大量黏液，不一定带有脓血，患儿体质虚弱，日渐消瘦，可能突然病情加重。

（二）治疗与护理要点

在日常照护时，要时刻关注患儿的身体和情绪状态，一旦患儿出现高热惊厥、抽搐、昏迷等情况，应立即送往医院救护。应让患儿尽量卧床休息并同时注意隔离，时刻关注患儿身体状态，重点防止脱水。可给患儿喝糖盐水（配制方法为 500 ml 白开水中加入 10 g 白糖和 17.5 g 精盐），必要时

---

① 李勇. 中国手足口病动力学模型与数据模拟[D]. 华中师范大学，2014：1-2.

进行输液治疗。

（三）预防

细菌性痢疾主要通过粪口传播和接触传播,如以下案例所示,便是细菌性痢疾在幼儿园的一次集体性传染。因此,要注意居室内外的环境卫生和饮食卫生,帮助幼儿养成良好的卫生习惯,教导儿童不吃不干净的食物,不喝生水,饭前便后用肥皂洗手。积极灭蝇、灭蚊、灭鼠,消除蚊蝇滋生场所,保持室内外清洁卫生。

案例分析

　　案例:2004 年 6 月 5 日,某幼儿园突发传染性痢疾,致使 22 名儿童紧急住院。据了解,在事件发生前,有一些幼儿就反映肚子疼,起初还以为是饮食不适,一星期后,幼儿园的其他小朋友也不约而同地出现了症状,家长方才察觉到事态的严重性。就医后医生反映,医院陆续共接诊了 22 例同类患儿,有的以呕吐、腹泻为首发症状,有的以高热为首发症状,这些孩子均被诊断为“急性细菌性痢疾”。经过灌肠、输液等治疗后,目前这些孩子病情平稳,属于观察期。

　　此案例是一个典型的群体感染事件,你能否结合案例提出有针对性的改进意见呢?

　　分析:痢疾病毒存活能力强,一般幼儿感染病症几小时后,还可以带菌 7 天左右。此类事件的发生,对幼儿园整体传染病防控工作敲响了警钟,既要完善制度、流程,加强园所膳食管理、卫生消毒等工作,还要积极组织相关培训,增强保健人员、教师和家长的传染病防控意识,切忌麻痹大意造成不良的后果。

四、水痘

水痘是由于感染水痘-带状疱疹病毒而导致的急性高传染的疾病,在民间水痘又被称作水花、水疮、水泡。水痘的传染性极强,一年四季均可发病,但以冬春季发病较多,一般患病治愈后终身不再得此病。1~10 岁儿童是易感群体,通常年龄越小,水痘的症状越明显,并发症也可能越复杂。

（一）症状

水痘的潜伏期为 10~21 天,患儿初期的症状与感冒相似,表现为发热、头疼、咳嗽、流鼻涕等。一般在病症出现后 1~2 天,患儿的面部、发际、躯干、四肢等部位开始出现浓密不等的红色斑疹,斑疹渐变为小如米粒大如豌豆的圆形疱疹,内含清澄的液体,亮似水珠。出现疱疹后的 1~2 天,患儿疱内液体变浑浊,疱疹出现脐凹现象,当疱疹干后便会结痂,痂屑脱落后不留痕迹。值得注意的一点是,当最早出现水痘结痂时,身上还能发生新的皮疹,有些患儿咽部、阴道也可能出现溃疡性损伤,有的患儿眼睑、结膜也会出现水疱疹。

（二）治疗与护理要点

水痘传染性非常强,当确诊患儿为水痘时,应注意对患儿的隔离,同时患儿患病期间使用的衣物、被褥和用具要第一时间进行消毒。成人应注意患儿的身体状态,以防止出现继发性细菌感染,预防猩红热、脓疱等病症。

当患儿发热时可以在医生指导下服用乙酰氨基酚(扑热息痛)进行治疗。在发病、治疗期间,应提醒患儿多喝开水、多吃新鲜的蔬菜和水果,保证患儿获得充足的维生素。因患儿在生病期间消化功能减弱,所以饮食上需要吃鱼汤、蛋汤、豆浆、粥等富有营养而又清淡、易消化的食物。

(三) 预防

目前接种水痘疫苗是最有效的预防手段,因水痘极易传染,因此只要有确诊,患儿需要第一时间和其他儿童隔离分开,平时也可以从以下三点注意预防:

(1) 做好日常防护。在水痘高发季节,应尽量避开人群密集的封闭空间和公共场地。当园内已出现水痘患儿时,要避免举办大型活动,减少传播机会。同时,接触过病人的儿童需要居家隔离观察 21~28 天。

(2) 养成良好的个人卫生习惯和运动习惯。适量的运动可以增强体质来预防和抵抗病毒,平时要注意给幼儿勤换衣服勤洗澡,注意保持皮肤清洁,勤剪指甲,勤洗手。

(3) 室内经常开窗通风和消毒。消毒可以使用 84 消毒液配水(比例 1∶100)擦洗,喷洒教室进行空气消毒,也可用使用紫外线消毒。

知识卡片

> 水痘是一种自限性疾病,水痘病毒有时会潜伏在神经节中,当机体的免疫力下降,就会再次发作,表现为带状疱疹感染,带状疱疹会引起剧烈神经痛。患者是水痘的唯一传染源,预防水痘以接种疫苗最有效,水痘疫苗属于非免疫规划疫苗(即二类苗),自愿自费接种[①]。

五、流行性腮腺炎

流行性腮腺炎是因感染腮腺炎病毒而致的急性呼吸道传染病,一年四季均可发病,但是较为集中在冬春季节。腮腺炎属于儿科常见呼吸道传染性疾病之一,本身并不是多么严重的疾病,但它能够引发脑炎、睾丸炎、卵巢炎、急性胰腺炎、肾炎等许多并发症,严重时也可造成患儿丧失生育能力或死亡。

(一) 症状

在冬春高发季节,如果幼儿出现发热、疲乏、头疼、呕吐和腮腺一侧或者双侧肿大等现象,应警惕流行性腮腺炎。流行性腮腺炎潜伏期为 2~3 周,患儿前驱期的症状伴有发热、疲乏无力、头痛、呕吐等症状,1~2 天后患儿腮腺开始肿大,可能单侧肿大,也可能两侧腮腺先后肿大,3~5 天腮腺肿胀最大,10 天左右逐渐消退。腮腺肿大的特点是以耳垂为中心向周围扩大,边缘不清楚,摸起来感觉有弹性。有些患儿颌下腺肿大,但腮腺没有明显的肿胀。在腮腺管口可见红肿,同时患儿感觉嗓子疼痛并出现咀嚼困难。

(二) 治疗与护理要点

当患儿确诊为流行性腮腺炎时,应当隔离并卧床休息。患儿患病期间,如遇发热,可在医生指

---

① 董美玲,周重阳.春季传染病预防小知识[J].重庆医科大学学报,2022,47(05):498+629.

导下服用肠溶阿司匹林,患儿局部可涂抹紫金锭、青黛散或如意金黄散。在患儿腮腺肿胀期间,因为咽喉肿大会出现咀嚼困难,因此给患儿的饮食可尽量选择粥、面片、面汤、鸡蛋羹、藕粉、牛奶等流食或半流食,尽量避免吃油腻的、不好消化的食品,以免加重患儿的病情。

在护理过程中,如果发现患儿出现头痛、呕吐、昏迷、阴囊肿胀、腹部剧烈疼痛、听力减退、腰疼、血尿、眼睑浮肿、下肢浮肿、心慌、呼吸困难等情况,应立即到医院检查治疗。流行性腮腺炎具有传染性,因此,患儿需等到腮腺肿大完全消退之后,才能入园。

(三)预防

流行性腮腺炎一年四季均可发作,因此应当尽量避免与流行性腮腺炎患儿的接触,另外在医生的指导下注射腮腺炎疫苗可以有效预防流行性腮腺炎。

知识卡片

国家卫健委发布的《2021年8月全国法定传染病疫情概况》中,流行性腮腺炎的发病数高达8 353例,排在丙类传染病发病数第四位(见表6-3)。

表6-3 《2021年8月全国法定传染病疫情概况》(节选)

丙类传染病合计	207 153
流行性感冒	21 375
流行性腮腺炎	8 353
风疹	68
急性出血性结膜炎	2 016
……	……

六、急性出血性结膜炎

急性出血性结膜炎在医学上也称为急性卡他性结膜炎,俗称"红眼病",又叫"暴发火"。它是一种由柯萨奇病毒A组24型变种、人肠道病毒70型和某些血清型的腺病毒引起的丙类急性病毒性眼病。

(一)症状

急性出血性结膜炎患儿多是分布于0~9岁这一阶段。患儿多是双眼先后发病,在早期,患儿感到双眼发烫、烧灼,出现畏光、眼红等症状,继而出现眼睛磨痛,患儿感觉眼睛像进入沙子般疼痛难忍,紧接着眼皮红肿、眼眵多、怕光、流泪,早晨起床时,眼皮常被分泌物粘住,不易睁开。有的患儿结膜上出现小出血点或出血斑,分泌物呈黏液脓性,有时在睑结膜表面形成一层灰白色假膜,角膜边缘可有灰白色浸润点,严重的可伴有头痛、发热、疲劳、耳前淋巴结肿大等全身症状。

(二)治疗与护理要点

一经确诊,治疗要及时、彻底,防止急性出血性结膜炎的复发。对于患儿,在日常的护理和治疗过程中可参考以下四点:

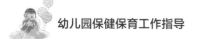

第一,保持眼部清洁。对分泌物多的患儿,可用3%硼酸溶液或生理盐水冲洗结膜囊,若分泌物不多,可用消毒棉签蘸上述溶液清洁眼部,之后再滴入眼药才能充分发挥其药效。

第二,对于初期患儿,可以采用眼部冷敷的方式进行护理,有助于消肿退红。

第三,患儿应尽量避光避热,少用眼,也不要勉强看书或看电视,出门时应避免阳光、风、尘等刺激。为了使眼部分泌物排出通畅,降低局部温度,眼部不可包扎或戴眼罩。

第四,局部治疗。根据不同的病原菌选用多种抗生素眼药水滴眼,如10%磺胺醋酰钠、0.25%氯霉素、0.5%～10%红霉素或新霉素等,根据患儿病情轻重,每隔2～3小时或每隔1小时一次。睡前涂抗生素眼膏如0.5%四环素、红霉素或金霉素眼膏防止眼睑粘着,同时使药物在结膜囊内保留较长时间。在并发角膜炎时,按角膜炎处理。

(三)预防

如果发现此病患儿,应及时隔离,注意患儿所有用具应单独使用,每次使用前最好能洗净晒干。要引导儿童养成注意手部卫生的习惯,勤洗手勤剪指甲,注意不要用脏手揉眼睛,注意用眼卫生,切不可过度用眼或者是疲劳用眼。

知识卡片

夏天是急性血性结膜炎的高发期,由于天气炎热,大家都喜欢游泳消暑,如果泳池消毒不规范或是到未经消毒的水里游泳,就很容易感染导致"红眼病",红眼病患者到泳池游泳也会把病毒传播给别人,还会加重自己的病情,造成交叉感染。带宝宝去游泳池游泳,一定要选择卫生条件好、消毒措施完善的游泳馆,要给宝宝佩戴密封性好的游泳眼镜,减少眼球和水的直接接触,降低患病的风险。

七、猩红热

猩红热是由A组β型溶血性链球菌引起的急性呼吸道传染病,又称"烂喉痧、丹痧、疫痧",易发人群为3～8岁的托幼儿童及学生。它主要经由空气飞沫传播,偶尔也可经被污染的玩具、生活用具、饮料及食物而传播。猩红热是唯一尚无疫苗可以预防的乙类法定呼吸道传染病。

(一)症状

猩红热的临床发病症状主要有三大类:发热、咽峡炎、皮疹。患病初期,患儿的体温会骤然升高,温度可达39～40℃以上。患儿的呼吸道、咽峡部或扁桃体受链球菌的侵入,从而引起咽峡炎和扁桃体炎,患儿的这些部位会出现黏膜充血、肿胀的症状,软腭和前柱黏膜在起病初期可见黏膜充血,有点状红斑及散在淤点,通常先于皮疹出现。

由猩红热而引发的皮疹大多在发病后第1～2天出现,从患儿耳后、颈、上胸部开始,向上蔓延至面部,在24小时内即可遍及全身。这些皮疹由针头大小的点状斑疹组成,排列密集,融合成片。猩红色加压时皮肤呈黄白色,去压后淡黄色皮肤先出现红色小点,随即渐渐融合出现弥漫性潮红,严重者有出血性皮疹。皮疹在2～3天达最高峰,3～4天消退。

猩红热患儿还会出现其他症状如帕氏线、杨梅舌、环口苍白圈,患儿也会随着病情出现畏寒、头痛、恶心、呕吐、食欲减退、淋巴结肿大等症状,要注意,部分婴儿可出现谵妄和惊厥。

（二）治疗与护理要点

猩红热是一种不容忽视的呼吸道传染病，如果感染不及时治疗，容易引起心、肾、关节的损害。应该特别注意确诊为猩红热患儿的隔离，一般隔离3～4周以上，直到患儿鼻咽分泌物培养3次皆呈阴性为止，在这期间，患者衣被要晒洗，用具、食具要进行消毒。猩红热的治疗周期一般为7～10天，接受系统规范治疗可缩短病程，有助于病情的恢复。在恢复治疗时期，应当注意个人卫生，使患儿皮肤保持清洁，当患儿皮肤出现脱皮时不要用手撕剥以免损伤感染，同时注意口腔清洁护理。在护理过程中，如果儿童突然高热、头痛、厌食，全身出现皮疹，应立即到医院检查治疗。

（三）预防

猩红热目前没有疫苗可以预防，因此平时我们更要特别注意从以下三个方面进行预防：

第一，发现确诊患儿，应该第一时间和其他幼儿进行隔离。患者的衣被要晒洗，玩具、用具、食具应消毒，其他儿童不要和患者共用餐具、玩具、被褥等。

第二，猩红热属于自限性传染病，体质的差异性与猩红热的治愈与防治有着很大的关系，因此儿童应该适量地增加体育锻炼，提高自身免疫力。

第三，注意引导儿童用手卫生，勤洗手、勤剪指甲，养成饭前、便后洗手的好习惯，当儿童接触到可能被污染的物品后一定要用肥皂洗手。

> **知识卡片**
>
> 在中国"猩红热"病流行大约已有二百余年的历史，近代则是该病流行最猖獗的时期，医籍史书曾对它有过详细记载。如今，猩红热已属于一种可治、较轻的急性呼吸道传染病，而在20世纪前半叶，人们一提起"猩红热"，便会谈之变色。此病以其病情危重、致死率高而成为当时一种可怕的传染病。我国中医界人士曾奋起迎战，从面对该病不知所措到逐步认识疾病的本质，继而在医疗实践中创造出一套行之有效的诊疗方法及预防措施，挽救了无数人的生命，在近代疾病防治史上写下了光辉的一页[①]。

八、疱疹性咽峡炎

疱疹性咽峡炎是由于患儿感染A型柯萨奇和71型肠道病毒而引起的，是一种以急性发热和咽颊部疱疹为特征的急性传染性咽峡炎。疱疹性咽峡炎发全年均可患病，但以夏秋季较为常见。它多发于7岁以下的儿童，传播方式主要为粪口传播，也可以通过消化道及呼吸道传播，具有较强的传染性。疱疹性咽峡炎的某些症状和手足口症状极为相似，因此具有较强的迷惑性。两者的区别可见表6-4。

表6-4 疱疹性咽颊炎和手足口的区别

症状	疱疹性咽峡炎	手足口病
发热	突然发热，可持续高热或反复高热	多为中度发热，也有部分患者不发热

---

① 余永燕. 近代中医防治传染病重大创新之一——对"猩红热"病的认识与防治[J]. 中华中医药杂志,2005,20(12):3.

续　表

症状	疱疹性咽峡炎	手足口病
皮疹	只在口腔、咽峡部出现灰白色疱疹,直径 1～2 mm,周围绕有红晕	手、足、口、臀部,至少 2 个地方有皮疹或疱疹
并发症	单纯性疱疹性咽峡炎极少出现并发症,几乎不会出现重症危及生命	少数患者可能出现心肌炎、肺水肿、肺出血、无菌性脑膜炎等并发症,严重可危及生命

(一) 症状

疱疹性咽峡炎以悬雍垂、扁桃体和软腭边缘出现散在性小疱疹为主要症状,小疱疹直径约为 2～4 mm,周边有红晕,疱疹随着病情发展而破溃,随后呈黄色溃疡,通常这些疱疹 4～6 日可自愈,但也有少数患儿会至 2 周自愈。在发病阶段,同时伴有发热、咽痛和咽部肿胀等病症,但是病症很少发生于口腔前部,牙龈不受损害。

(二) 治疗与护理要点

疱疹性咽峡炎虽有自限性,但是因为具有较强传播性,因此在发现患儿的病症时,应尽快就医进行确诊治疗。对于疱疹性咽峡炎的治疗,主要以抗病毒治疗为主。近年来,针对此病,中西医结合,特别是西医联合小儿豉翘清热颗粒的疗法取得一定成效。患者除了配合积极治疗之外,还要注意日常生活护理。家长需帮助患儿保持口腔清洁,早晚刷牙,饭后可用淡盐水或生理盐水漱口。

疱疹性咽峡炎具有较强传染性,在家庭护理的过程中应注意消毒隔离,尽量避免患儿与外界接触。患儿用过的物品也要彻底消毒,消毒方法可用消毒剂消毒、热水煮沸(高温消毒)等。成人应保持幼儿生活环境卫生,定期打开门窗保持空气流通,保证室内清洁以及温湿度适宜,勤晒患儿衣被,进行紫外线杀菌消毒。

(三) 预防

关于疱疹性咽峡炎的预防,主要是从注意个人卫生习惯、增强个人身体素质和做好个人防护三方面入手:

第一,养成良好的卫生习惯,室内保持干净卫生,经常通风,儿童便后要用肥皂或洗手液洗手。

第二,平时不吃生冷食物,不喝生水,使用独立的餐具,勤换贴身衣服。

第三,在病毒高发季节,少去人员密集的封闭环境,避免接触患病儿童。

九、幼儿腹泻病

幼儿腹泻病是一种多病原、多因素引起的,仅次于呼吸道感染,排名第二的幼儿期多发病,被列为我国儿科重点防治和研究的“四病”之一。腹泻病一般分为夏季腹泻和秋季腹泻,夏季腹泻一般发生在 6～8 月,主要病源是致泻性大肠杆菌与痢疾杆菌,秋季腹泻一般发生在 10～12 月,主要病源是轮状病毒,其次有诺如病毒、星状病毒、科萨奇病毒、埃可病毒、冠状病毒等。

(一) 症状

患儿发病时,大便次数增多,每日数次甚至十几次,观察患儿大便,便稀,颜色呈黄色或黄绿色,有时有少量水并混有少量黏液,有些患儿的大便量不多,呈稀糊状或蛋花汤样,有酸味,有时便中可见白色或淡黄色小块、泡沫。

要注意的是幼儿重型腹泻病,又称中毒性消化不良,发病急,大便次数明显增多,且在发病时常伴有呕吐、不规则低热或高热,患儿也会出现体温迅速降低,以及眼窝下陷、口舌干燥等脱水症状,重型腹泻病治疗不及时很可能会造成患儿死亡。

(二)治疗与护理要点

如果发现幼儿大便性状有改变,呈稀便、水样便、粘液便或脓血便,大便次数比平时增多(每日大于 3 次),需要去医院做血常规、便镜检及便培养等相关检查。

(三)预防

预防幼儿腹泻病要加强教室和居室的卫生管理,督促幼儿养成良好的个人卫生习惯,如饭前便后要用肥皂洗手,注意饮食卫生,不吃腐烂变质的食品,不喝生水,生吃瓜果要洗烫,个人餐具要及时清洗、消毒,及时做到空气通风、室内消毒,关注气候变化,合理穿衣。

十、诺如病毒感染

3~6 岁幼儿腹泻主要是由诺如病毒感染引起的。诺如病毒对环境有较强的抵抗性,传播途径较多,成人和儿童均易感。诺如病毒的感染在一年四季均可发生,秋冬季节尤甚,故又有"冬季呕吐之病"之称。

(一)症状

诺如病毒的传染性很强,可通过污染的水源、食物、物品、空气等传播。诺如病毒引发的症状主要以恶心、呕吐、腹部痉挛性腹泻为主,通常这些症状会持续 1~2 天。诺如病毒感染起病较急,它的潜伏期多在 24~48 小时,最短时为 12 小时,最长也可达 72 小时。一般患儿在感染病毒后 12~48 小时就会出现症状,它是一种自限性的疾病,一般 2~3 天即可恢复,恢复后不会留下后遗症,但是在护理过程中,要注意出现肠套叠的并发症。

(二)治疗与护理要点

发现感染后一般只要居家隔离即可,大多数人不需要就医吃药,但是如果出现高热、脱水等比较严重的症状,就需要到医院治疗。护理方法如下:

(1)患儿需要暂时禁食,可以给患儿少量多次饮用温盐水或生姜红糖水,逐渐达到止吐、降温的效果。止吐后,在饮食护理上,可以吃一些加姜和盐熬煮的稀饭。

(2)注意患儿的大便情况。如果只见患儿发热呕吐,却多日未排便,可借助开塞露帮助患儿将大便通出,达到通便而止吐退热的效果。

(3)对于诺如病毒感染的治疗,暂时没有特效治疗药剂,如果备有藿香正气口服液(滴丸),可以用生姜红糖水溶解,少量多次口服,也可以用温中散寒、和胃止呕的药物(如丁桂儿脐贴)敷贴在肚脐上。如果患儿出现腹痛症状,可用热水袋或电暖宝热敷于腹部,但要小心烫伤。

(三)预防

一旦发现感染诺如病毒的幼儿,应该第一时间进行隔离治疗。要注意个人卫生,勤洗手,不吃生冷食品和未煮熟煮透的食物,在诺如病毒高发季节,尽量减少到外面餐厅就餐,特别是无牌无证的街边小店,在聚集性传播地带,尽量减少外出和大型活动,杜绝传染渠道。

1968 年，美国诺瓦克镇一所小学爆发急性胃肠炎。1972 年，Kapikian 等科学家采用免疫电镜方法从患者粪便中检出一种病毒颗粒，并将之命名为诺瓦克病毒（Norwalkvirus）。1992 年，诺瓦克病毒的全基因组序列被解析。此后根据基因组结构和系统发生特征，诺瓦克病毒被归属于杯状病毒科（Caliciviridae family）。2002 年 8 月，第八届国际病毒命名委员会统一将诺瓦克样病毒改称为诺如病毒，并成为杯状病毒科的一个独立属——诺如病毒属（Norovirus）[①]。

十一、蛔虫病

一般寄生于人体内最大的寄生虫是似蚓蛔虫，简称蛔虫，一般小肠中有少量蛔虫感染时并无症状，我们称为蛔虫感染者，当体内寄生大量蛔虫并因感染引起疾病时，才称为蛔虫病。蛔虫不仅对患儿的健康造成损害，还可影响患儿的认知能力。

（一）症状

一般肠道内寄生较少蛔虫时，患儿的病情较轻，可能不会出现明显异常。病情较重的患儿可能出现营养不良、食欲不振、精神萎靡、烦躁不安、爱发脾气、智力低下、消瘦、厌食、偏食、恶心、呕吐、喜欢吃煤渣或土块等异物、肚脐周围疼痛、磨牙、惊厥、发热、咳嗽、哮喘、呼吸困难、癫痫、皮肤瘙痒等症状。有时会吐出蛔虫，大便时排出蛔虫，从鼻孔或尿道等处钻出蛔虫。

（二）治疗与护理要点

一旦出现蛔虫病的症状，应该及时带患儿就诊。患儿可以在医生指导下服用肠虫清、驱虫灵等药物，也可用结合中医进行治疗。

（三）预防

要预防蛔虫病，就需要控制传染源，加强粪便管理。需教育儿童养成良好的卫生习惯，饭前便后要洗手，不喝生水，不吃不干净的蔬菜、水果，常剪指甲。

胆道蛔虫病是常见病、多发病，经西医治疗仍有一部分患者虽然疼痛减轻或消失，但仍有蛔虫留在胆总管内，危害病人健康。采用中药治疗，中西医互补，可明显提高治愈率。如大柴胡汤中的黄芩、柴胡疏肝、利胆，枳实行气，白芍养血柔肝、松弛胆总管平滑肌，半夏理气、和胃、止吐、安神，大黄泻下、解毒，大枣护胃气，加以茵陈苦泻下降、利胆，川楝子杀虫、行气，全方作用杀虫、理气、利胆、泻下，使虫体退出胆道，疾病治愈[②]。

---

① 刘波,刘红旗. 人诺如病毒最新研究进展[J]. 中国医药导报,2017,14(12):60-64.
② 李义玲. 大柴胡汤治疗胆道蛔虫病 20 例[J]. 四川中医,2002(01):39.

十二、新型冠状病毒感染

新型冠状病毒(SARS‑CoV‑2),简称"新冠病毒",颗粒呈圆形或椭圆形,直径 60～140 nm。目前有 5 种"关切的变异株",分别为阿尔法(Alpha)、贝塔(Beta)、伽玛(Gamma)、德尔塔(Delta)和奥密克戎(Omicron)。奥密克戎变异株 2021 年 11 月在人群中出现,其传播力和免疫逃逸能力强,在 2022 年初成为全球绝对优势流行株。[①]

(一) 症状

新型冠状病毒感染人群普遍易感。传染源主要是新冠病毒感染者,主要传播途径为经呼吸道飞沫和密切接触传播,在相对封闭的环境中经气溶胶传播,接触被病毒污染的物品后也可能造成感染。感染后主要症状表现为咽干、咽痛、咳嗽、发热等。部分患者则有鼻塞、流涕、咽痛、嗅觉和味觉减退或丧失、结膜炎、肌肉疼痛以及腹泻等表现。少数患者病情继续发展,发热持续,并出现肺炎相关表现。

(二) 治疗与护理要点

治疗方法包括一般治疗、抗病毒治疗、免疫治疗、抗凝治疗、俯卧位治疗和中医治疗等。治疗期间患者保证充足的营养物质的摄入,注意水、电解质平衡,高热者可进行物理降温、应用解热药物,咳嗽咳痰严重者给予止咳祛痰药物,同时根据病情、当地气候特点以及不同体质等情况,及时选择就医或进行中医辨证论治和针灸治疗等。

(三) 预防

新型冠状病毒属于 β 属冠状病毒,对紫外线和热敏感,乙醚、75％乙醇、含氯消毒 2 剂、过氧乙酸和氯仿等脂溶剂均可有效灭活病毒。现有接种新冠病毒疫苗可以减少新冠病毒感染和发病,对预防重症和死亡有效。[②] 在日常幼儿园和家庭护理中,根据国家卫健委发布的《新型冠状病毒肺炎防控方案(第九版)》中的"公民防疫基本行为准则",应注意勤洗手、科学戴口罩、注意咳嗽礼仪、少聚集、文明用餐、遵守 1 米线、常通风、做好清洁消毒、保持厕所卫生、养成健康生活方式、积极接种疫苗。

任务三　掌握幼儿常见非传染病预防及控制的方法

非传染病区别于传染病,受环境因素、教养方式、遗传、个体身体等复杂因素影响较大。关于非传染病的预防及控制,需要树立预防为主的理念,做好幼儿的日常保育教育。

一、消化不良

消化系统是人体八大系统之一,由消化管和消化腺两大部分组成。消化不良是由于胃动力障碍而导致的一种儿童常见病症,多发于夏秋季节,分为器质性消化不良和功能性消化不良。如果幼儿饮食没有节制,又喜欢食用生冷食品、肉类食品、油炸食品或其他难于消化的食品,容易造成消化

---

① 参照国家卫生健康委办公厅、国家中医药局综合司于 2023 年 1 月 5 日印发的《新型冠状病毒感染诊疗方案(试行第十版)》。
② 参照国务院应对新型冠状病毒肺炎疫情联防联控机制综合组〔2022〕71 号文件:《新型冠状病毒肺炎防控方案(第九版)》。

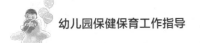

不良。除了饮食因素,压力大、焦虑、紧张、睡眠不足、运动较少等也会造成儿童消化不良。

(一)症状

当儿童出现食欲不振、腹胀腹痛、口臭、大便中有未消化的食物、便秘、手心脚心发热、睡眠不宁、口臭、疲乏无力、精神萎靡、面色潮红或苍白和夜间磨牙等时应警惕为消化不良。如果病程较长,患儿体重会出现不随年龄增长反而下降的现象,甚至会出现智力下降、性发育不良、身材矮小、毛发稀疏等,同时因免疫力降低,容易患感冒、肺炎等疾病。

(二)治疗与护理要点

儿童消化不良时,应该适当控制儿童饮食,不可再食用油腻、不易消化的食物。轻微的消化不良患儿,可以在饭后慢走散步,或者在患儿的腹部进行轻柔的按摩以缓解和消除症状。有一些帮助消化的药物,如酵母、山楂丸、保和丸等可以在医生指导下给患儿服用。对待病程较长的患儿,应注意补充各种维生素和矿物质。

(三)预防

有效预防儿童消化的方法还是要养成良好的进餐习惯,吃饭时细嚼慢咽,用餐时间不宜过长,注意食品卫生和营养均衡,同时注意餐后适度运动,对于因压力过大而产生的消化功能紊乱的儿童,成人应该了解其压力源,从而帮助儿童合理地面对压力、排解压力。

二、厌食

儿童厌食主要是由于中枢神经系统功能失调,或者由于局部或全身病变的影响,使儿童肠胃张力减退,从而造成的长期的食欲减退或者消失。产生厌食的原因比较复杂,排除有明确先天性、免疫缺陷疾病引起的厌食和因对食物过敏引发的厌食症状患儿,在我国中医范畴之内将儿童厌食分为胃阴不足型、肝脾不合型、脾胃气虚型和脾失健运型。

(一)症状

厌食患儿主要表现为食欲不振、拒绝食物、面色萎黄、精神不足、身体消瘦,观察其大便会发现常常不成形或者夹带不消化食物。长期厌食对儿童身体影响巨大,如营养不良、生长发育迟缓、缺乏各种微量元素、免疫力低下,甚至会影响儿童智力的发育,容易感染其他的感染性疾病等。

(二)治疗与护理要点

患儿一旦出现厌食症状,成人需尽快了解病因,排除胃肠道疾病和心理压力之后,可以从以下三个方面帮助幼儿重拾食欲:
(1)培养患儿良好的饮食习惯,规律饮食,纠正偏食、挑食的不良饮食习惯。
(2)保护和增强患儿食欲。膳食中补充一些含微量元素锌丰富的食物,如小麦胚粉、蘑菇、牡蛎、贝和螺类等。必要时可在营养师或医师的指导下适当补充含锌的制剂。
(3)成人应重视调整儿童的进食心理,让儿童懂得厌食症对身体的严重危害。鼓励患儿多参加体育锻炼,努力消除患儿紧张情绪。

(三)预防

从小帮助儿童养成良好的进餐习惯,鼓励儿童按时吃饭,注重菜品丰富,进餐的氛围也要轻松,鼓励儿童自主进餐。在日常生活中要关心幼儿的身心状态,养成良好的生活作息习惯,保证儿童充足睡眠,适当增加体育活动。

厌食食疗选方

　　1. 麦芽山楂粥:取麦芽、山楂各 10 克,橘皮 50 克,放入砂锅中煎取浓汁,去渣,加入粳米 50 克、砂糖适量煮粥。

　　2. 冰糖梅肉:取乌梅 60 克洗净,用水浸泡发透后煮至半熟。捞出乌梅,去核,将果肉切成丁,放回原液中,加入冰糖 80 克续煎七成熟收汁。待凉后蘸白糖,装瓶备用。3~5 岁儿童,每次 1 克;6~8 岁,每次 2 克;8~12 岁,每次 3 克,每日 3 次。

三、单纯肥胖症

单纯肥胖症是因能量代谢障碍,以营养过剩、运动不足、行为偏差为特征,全身脂肪过度增生,尤其是皮下脂肪堆积所致的慢性疾病。遗传因素和环境因素都可以导致肥胖症,特别是后者占很大的比重。根据儿童体重和体长的关系,可将单纯性肥胖分为轻度肥胖、中度肥胖和重度肥胖。

$$肥胖度(\%)=(患儿实际体重-标准体重)÷标准体重×100\%$$

肥胖度在 20%~30% 为轻度肥胖,31%~50% 为中度肥胖,大于 50% 为重度肥胖。

(一) 症状

肥胖会造成儿童大脑、心脏、肾脏、肝脏、肺、血管等多器官和组织的损伤,也可能导致患儿心理异常和性发育不良。另外肥胖儿还容易患高血压、糖尿病等疾病。部分患儿表现为在活动时心跳加速、气短、容易疲乏,皮肤容易发生感染,出现紫纹,一些患儿可能因为沉重的精神压力和心理冲突而丧失自信心或行为孤僻,肥胖女孩月经初潮明显早于同年龄正常女孩,肥胖男孩外生殖器可能较小。

(二) 治疗与护理要点

患儿已经出现肥胖的症状时,成人应对患儿进行及早、有效的干预。可到医院化验血糖、血脂、胰岛素、性激素、皮质醇以及肝肾功能等,也可做心电图、肺功能等项目检查。可以根据医生的治疗方案,科学控脂,饥饿、药物、手术等减肥措施都不适合儿童。可以帮助患儿制订减肥目标和计划,家长和教师负责督促和检查。对儿童在减肥过程中的每一个进步,成人都应该给予充分肯定和真诚鼓励。让患儿总结肥胖造成的痛苦,想象减肥后的欢乐,来增强儿童减肥的动力。

(三) 预防

成人需要认识到儿童肥胖症的危害,改变不合理的饮食结构习惯,为儿童养成良好的饮食习惯如多吃蔬菜、水果,适量补充粗纤维食物,引导儿童不挑食、不偏食、不暴饮暴食,少吃糖类、高脂肪食品,不可以边玩边吃或是边看电视边吃饭。幼儿园要保证上下午各一小时的户外活动时间,适当增加有氧运动,比如游泳、爬山、踢球、慢跑等。

表6-5　3~7岁的幼儿体质指数指标

年龄	男(BMI 均值)	女(BMI 均值)
3 岁	15.62	15.34
4 岁	15.43	15.02
5 岁	15.43	14.78
6~7 岁	15.58	14.77

计算方法:体重/身高^2,体重的单位是 kg,身高的单位是 m,如果成年人 BMI 超过24,那么就属肥胖。因为3~7岁的儿童正生长发育,所以不同年龄段的标准并不一样。但是体质指数超过平均值的孩子,仍属于肥胖人群。

四、弱视

弱视在临床医学中是较为常见的儿童眼病。儿童弱视可分为先天性弱视、屈光不正性弱视、屈光参差性弱视、形觉剥夺性弱视、斜视性弱视等几种类型。弱视能够严重损害儿童视力的发育,治疗弱视的特点是年龄越低,治愈率越高,愈后越好。

(一) 症状

如果幼儿出现视力减退、分辨排列成行的视标能力不如分辨单个视标能力等情况,在经过检查确认眼部没有器质性病变,但患儿矫正视力低于0.9,矫正屈光不正以后,远视力0.8~0.6为轻度弱视,0.5~0.2为中度弱视,等于或小于0.1为重度弱视。

(二) 治疗与护理要点

眼科临床中,可以通过散瞳验光矫正屈光不正,同时采用其他恰当有效的方法来提高患儿视力。

(三) 预防

遗传是造成弱视症状的一个主要因素,如果有屈光不正家族史的应该时刻关注儿童视力的发育。如果儿童是早产儿,或者双亲健康情况不佳特别是孕产妇的营养状态不佳时也很可能导致儿童的弱视。

五、龋齿

龋齿是由于细菌利用食物当中的糖产生酸而出现的牙齿硬组织逐渐被破坏的一种疾病,多发于学龄前儿童。它会影响儿童对食物的咀嚼,甚至是影响儿童面部正常形态的发育。

（一）症状

龋齿在病变初期会出现患儿牙体表面上有黑褐色斑点或斑块,表面粗糙等症状,继而患儿牙齿表面受到破坏,当患儿吃冷、甜、酸等刺激性食物时,会感到牙齿酸痛。如未得到及时治疗,病变就会向牙本质深处发展,形成龋洞,甚至继发感染,引起牙周炎或牙髓坏死。

（二）治疗与护理要点

对于龋齿的治疗一般是增加氟化物的摄入。氟化物可以增强牙齿的质量,超过 3 岁的儿童还可以每季度涂一次氟化物来预防龋齿。产生龋齿后,要注意口腔卫生,养成正确刷牙的好习惯。牙列的不齐也是发生龋齿的重要原因之一,因此积极纠正牙列不齐也是十分必要的。目前,窝沟封闭对于龋齿的治疗和预防十分有效。

（三）预防

有效的预防龋齿可以从以下两点入手:

（1）鼓励儿童多吃一些富含膳食纤维的食物,如全麦面包、玉米面窝头、芹菜、苹果等。这些食物可增加咀嚼的次数,对牙面有摩擦和清洁作用,有利于幼儿颌骨的发育并促进牙周、牙龈的血液循环,使幼儿的牙齿更坚固,增强抗龋能力。

（2）关注幼儿的饮食,减少甜食的摄入,睡觉前不吃甜食,培养儿童养成餐后刷牙、漱口、睡前刷牙的好习惯,3 岁以后可以给幼儿使用一定比例的含氟牙膏。

刷牙歌

小牙刷,手里拿,快快张开小嘴巴。

上面牙齿往下刷,下面牙齿往上刷。

左刷刷、右刷刷,里里外外都刷刷。

早晨刷、晚上刷,刷得干净没蛀牙。

刷完牙齿笑哈哈,露出牙齿白花花。

六、暑热

儿童暑热又叫作夏季热,为婴幼儿时期特有的疾病,暑热症常发生在一年的夏季,多见于 6 个月到 3 岁的婴幼儿。患有营养不良、佝偻病等病症的幼儿和体质较弱的婴幼儿容易发生暑热。造成暑热的主要病因是幼儿机体及神经系统发育不成熟,体温调节功能差,排汗功能欠佳,以致婴幼儿不能适应夏季炎热气候而发病。

（一）症状

（1）发热:患儿随着季节温度的升高会出现发热症状,患儿体温一般为 38～39℃,少数重症者温度可高达 40℃。

（2）多饮多尿:患儿每日饮水量可达 3 升以上,同时又伴有尿频,小便每日达 20 余次,尿比

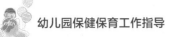

重降低。

（3）少汗或无汗及其他症状：大多数暑热症患儿不出汗，部分患儿还可伴有上呼吸道感染、食欲减退、消化不良、精神萎靡不振等症状，但通过大小便及血常规检查发现其结果基本正常。

（二）治疗与护理要点

（1）药物治疗：儿童暑热症现代医学发病机制尚不明确，西医针对此症，多以降温、抗感染、补充体液治疗，但是疗效并不理想。中医将其归属于夏季热，中医多以参、芪、术、甘等补气药进行治疗。

（2）日常护理：为防止患儿脱水，应及时补充开水和电解质饮料等液体。时刻关注患儿的体温，低热时可使用温水擦浴、枕冰袋等方式降低体温。时刻关注患儿上呼吸道感染情况，如遇患儿呼吸出现困难应及时吸氧。

（三）预防

（1）增强儿童体质，健脾强胃，天气炎热或出汗较多时，让儿童多喝水。
（2）避免儿童在烈日下长时间玩耍或停留，天气闷热时儿童居室或幼儿园要注意保持空气流通，必要时应安装空调或电扇。

实战演练

一、填空题

1. 《中华人民共和国传染病防治法》规定和管理的传染病分为_____、_____、_____。
2. 流感是全人群普遍易得的，因流感病毒而起，可经_____传播的一种急性呼吸道传染病。
3. 儿科临床中最为常见的痢疾是_____痢疾。
4. 根据幼儿腹泻病的发病高峰时间，可分为_____季腹泻和_____季腹泻。
5. 消化不良是由于_____障碍而导致的一种儿童常见病症。

二、选择题

1. 传染病流行的必须环节有（　　）。
　　A. 传染源　　　　B. 传播途径　　　　C. 易感人群　　　　D. 以上均是
2. 猩红热是唯一尚无疫苗可以预防的（　　）类法定呼吸道传染病。
　　A. 甲　　　　　　B. 乙　　　　　　　C. 丙　　　　　　　D. 丁
3. 下列传染病中属于乙类传染病的是（　　）。
　　A. 艾滋病　　　　B. 霍乱　　　　　　C. 鼠疫　　　　　　D. 流行性感冒
4. 急性出血性结膜炎患儿多是分布于0～9岁这一阶段，在早期，患儿感到（　　）等症状，继而出现眼睛磨痛。
　　A. 双眼发烫　　　B. 烧灼　　　　　　C. 畏光　　　　　　D. 以上都是
5. 儿童厌食主要是由于（　　）功能失调所致，或者由于局部或全身病变的影响，使儿童肠胃张力减退，而造成的长期的食欲减退或者消失。
　　A. 中枢神经系统　B. 消化系统　　　　C. 循环系统　　　　D. 内分泌系统
6. 患儿矫正视力低于0.9矫正屈光不正以后，等于或小于（　　）为重度弱视。
　　A. 0.8～0.6　　　B. 0.5～0.2　　　　C. 0.6～0.2　　　　D. 0.1

7. 龋齿是由于细菌利用食物当中的（　　）产生酸,而出现的牙齿硬组织逐渐被破坏的一种疾病。

    A. 盐　　　　　　　B. 糖　　　　　　　C. 脂肪　　　　　　　D. 淀粉

8. 超过 3 岁的儿童还可以每季度涂一次（　　）来预防龋齿。

    A. 碘　　　　　　　B. 氟　　　　　　　C. 氟化物　　　　　　D. 碘化物

9. 根据儿童体重和体长的关系,可将单纯性肥胖分为轻度肥胖、中度肥胖和重度肥胖,肥胖度在（　　）为中度肥胖。

    A. 20％～30％　　B. 31％～50％　　C. 25％～45％　　D. 31％～45％

10. 龋齿是由于细菌利用食物当中的（　　）产生酸而出现的牙齿硬组织逐渐被破坏的一种疾病。

    A. 无机盐　　　　　B. 糖　　　　　　　C. 蛋白质　　　　　　D. 脂肪

三、判断题

1. 能够有效预防流感病毒的是及时自行接种流感疫苗。　　　　　　　　　　（　　）

2. 手足口病是由肠道病毒引起的急性传染病,以夏季和秋冬季节发病为主。　（　　）

3. 猩红热属于自限性传染病。　　　　　　　　　　　　　　　　　　　　（　　）

4. 患有营养不良、佝偻病等病症的幼儿和体质较弱的婴幼儿容易发生暑热。　（　　）

5. 发现诺如病毒感染后一般只要居家隔离即可,不需要就医吃药。　　　　　（　　）

四、论述题

    班级内某教师发现一名幼儿精神状态不佳,经过初步查看,幼儿有发热症状,遂通知家长带幼儿回家观察休息,而后几日教师因为工作繁忙忘记该幼儿情况。与此同时,班级内陆续出现多名幼儿发热情况,教师随即上报保健室,保健人员观察到幼儿手心、脚心等处出现红色丘疹,初步怀疑为手足口病,遂请班主任通知家长将幼儿接回前往医院就诊,家长反馈确诊为手足口病,园所上报上级疾控中心后,疾控部门做出停园的要求。

    请分析此案例中教师的做法有哪些正确和错误之处。

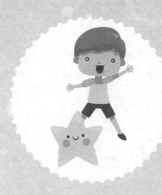

模块七

幼儿园意外伤害事故处置

模块导读

　　幼儿期是人类身心发展尚未成熟的特殊时期,因此幼儿也较容易受到来自各种因素的意外伤害。在教育部印发的《新时代幼儿园教师职业行为十项准则》中明确地将幼儿安全问题规范到幼儿园的日常管理和教师的教学行为当中。幼儿园必须要"加强安全防范,增强安全意识,加强安全教育,保护幼儿安全,防范事故风险",这能够从宏观上有效地减少或者杜绝幼儿园意外伤害事故的发生,而"不得在保教活动中遇突发事件、面临危险时,不顾幼儿安危,擅离职守,自行逃离",这又立足教师层面,阐述了当幼儿园意外伤害事故发生时,教师的站位与行为要求。在本模块任务一中,通过对幼儿园意外伤害事故的概念、类型、成因进行阐述,从而让学习者在宏观角度上构建对幼儿园意外伤害事故的清晰认知。在此理论建构的基础上,任务二针对幼儿园常见的几类意外伤害做了一一阐述,使得学习者从操作层面上了解并掌握意外伤害的急救技能。幼儿园各项安全工作与幼儿的健康成长是息息相关的,任务三更是立足于意外伤害事故的防范与处置之上,从学习者的认知源头上梳理对幼儿园安全的规范流程,帮助学习者树立安全防范的责任意识。

学习目标

　　1. 了解幼儿园意外伤害事故的概念、类型、成因以及防控处置策略。
　　2. 掌握幼儿园几种常见的意外伤害及急救方法。
　　3. 增强安全意识,提高从教职业道德水平,树立防范事故风险意识,关心爱护幼儿身心健康发展。

内容结构

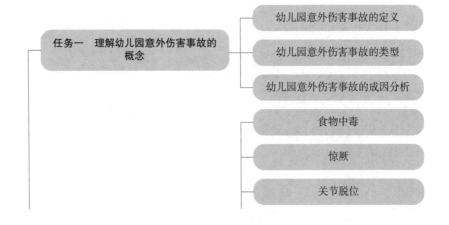

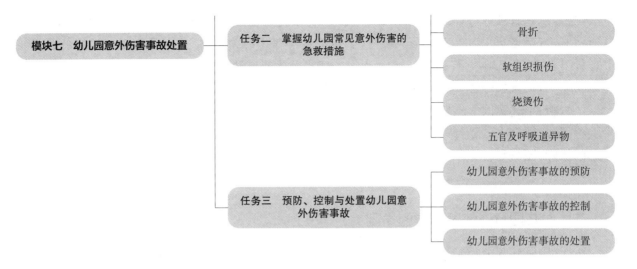

情境导入

上午10:00,小狮子幼儿园各班级幼儿陆续到户外参加体能游戏活动,保健室张大夫值班。10:20,玲玲在教师的陪同下前来就诊,张大夫查看并询问了玲玲的受伤情况。原来,玲玲是被积木上裸露的木刺刺伤手指。张大夫将玲玲的伤口清理、消毒后发现,还有木刺扎在伤口处,她用无菌镊子将木刺取出,并再次消毒。治疗结束后,张大夫填写了儿童伤害登记表,并告知教师护理注意事项。玲玲走后,张大夫将医疗用品归位,并对污染区域进行了清洁、消毒。

这是幼儿园保健人员在处理幼儿刺伤时的工作场景。你认为在幼儿园里还有哪些常见的意外伤害? 当意外伤害出现时,教师和保健人员应该如何处理呢?

任务一　理解幼儿意外伤害事故的概念

幼儿园的安全工作是直接关系到幼儿身心健康一项重要工作,由于幼儿身心发展的特点,在幼儿园的一些活动中,会无可避免地出现一些意外伤害事故,了解什么是幼儿园意外伤害事故,有哪些意外伤害事故,这些意外伤害事故又是由哪些原因造成的,这对于我们从科学上辨别隐患是十分重要的。

一、幼儿园意外伤害事故的定义

幼儿园意外伤害事故是指偶然发生在幼儿在园活动时或幼儿参与由园方组织监管范围的离园活动时,对幼儿身心造成一定伤害的意外事件。

幼儿园意外伤害事故的发生在时间和空间都具有一定的特殊性。它不仅会发生在幼儿在园期间的一日生活中,也会发生在由园方组织监管的不在园活动中,如幼儿在进餐过程中因烫伤造成的意外伤害;幼儿在代表园方参与电台节目录制时因跌落发生的意外伤害。

案例分析

案例:金秋十月,小狮子幼儿园某班教师在前期经过和家长、园所的协商,拟定了秋游方案并逐级申报通过后,班级家委会统一为幼儿购买意外伤害保险。活动当天,为了保证幼儿安全,除本班三位教师外,园方还组织了行政人员、保健人员、5 名家长代表全程参与秋游活动。活动时,有两名幼儿因追逐发生了碰撞,受到了不同程度的伤害,保健人员立刻对幼儿的伤情进行处理,教师及时和家长联系,详细告知了幼儿受伤的经过和处理情况。为防止意外伤害事故的发生,此次秋游活动教师和园方都做了哪些准备?

分析: 上述案例虽然发生在园外,但也属于幼儿园意外伤害事故。活动前,上交秋游方案、购买保险、保健人员随行等都属于幼儿外出的安全预案,当意外伤害事故发生时,有了安全预案的保障,园方和教师才能及时处理,以减轻受伤幼儿和家长因意外伤害带来的痛苦。

二、幼儿园意外伤害事故的类型

按照《国际疾病分类》第十版的标准,一般将意外伤害事故分为:交通事故、中毒、溺水、意外窒息、意外跌落、坠落伤、碰撞伤、切割伤、烧伤烫伤、运动伤、动物昆虫咬伤、触电、医源性伤害、家庭暴力 14 类。在这些意外伤害事故中,造成世界各国儿童意外伤害中最常见的是交通事故、跌伤、烧伤、溺水、中毒等。

在我国,对幼儿园意外伤害事故的分类尚未制定统一标准,但是在《新焦点:当代中国少年儿童人身伤害研究报告》中研究者发现,发生于 0～14 岁儿童意外伤害事故的类型主要有溺水、跌落、烧烫伤、窒息、交通事故、切割伤、中毒、动物咬伤、触电、玩具伤害等。[1] 通过进一步对幼儿园意外伤害事故发生的频率进行综合分析又可得出,幼儿园意外伤害事故多以交通事故、中毒、跌落伤、烧烫伤及其他意外损伤(窒息、动物咬伤)为主。[2]

知识卡片

2006 年,徐殷等人对鹰潭月湖区 8 所幼儿园 1 056 名学龄前儿童进行了随机抽样调查,研究者对数据进行分析处理后得出结论:学龄前儿童意外伤害事故发生率随年龄增长而增加。趋势见表 7 - 1。

表 7 - 1　学龄前儿童意外伤害年龄分布情况

年(岁)	调查人数	伤害数	伤害率(%)
3 岁	54	9	16.67
4 岁	136	29	21.32
5 岁	416	163	39.19
6 岁	450	211	46.89
合计	1 056	412	39.02

从伤害类型的构成上来看,跌伤比例最高,以下依次为碰伤、动物咬伤、交通伤与烧烫伤[3],见表 7 - 2。

---

① 劳凯声,孙云晓. 新焦点:当代中国少年儿童人身伤害研究报告[M]. 北京:北京师范大学出版社,2002:120.
② 云赛娜. 幼儿自我保护策略的研究——探寻提高幼儿自我保护认知与行为的安全教育[D]. 内蒙古大学,2010:1.
③ 徐殷,吴劲,宁远林. 学前儿童意外伤害调查分析[J]. 实用预防医学,2007,14(6):1776 - 1777.

表7-2　学龄前儿童意外伤害种类构成

种类	伤害数	伤害率(%)
中毒	8	1.94
跌伤	161	39.07
碰伤	821	9.90
烧烫伤	27	6.55
溺水	2	0.49
动物咬伤	77	18.69
交通伤	46	11.17
其他	12	2.91
合计	412	100

三、幼儿园意外伤害事故的成因分析

国外学者研究认为,造成意外伤害事故的成因主要有三类,其一是由于当事人年龄、性别、性格、生理状况、心理反应能力等造成意外伤害事故的宿主因素;其二是导致意外伤害事故发生的病原因素,如有毒的食物、危险的玩具、水火电等;其三是一些不可抗拒的环境因素,如造成意外伤害事故的不良交通、地质灾害、气候灾害等。在进一步对国内幼儿园发生的意外伤害事故成因进行分析类比后,可归纳为以下三点:

(一) 因幼儿身心发展不成熟、性格特点和先天性疾病的宿主因素造成的意外伤害事故

幼儿在园一日生活中,即使有教师的监管,但因他们未能熟练掌握动作技能或缺乏自我保护意识会造成意外伤害事故的发生,如:幼儿在游戏过程中,因相互拉扯造成的关节脱位;幼儿在下楼梯时因动作不协调跌落造成的骨折。

幼儿的性格特点和意外伤害事故的发生也有着密切的联系,心理学家研究发现,具有易冲动、任性、鲁莽等特征的不稳定外向性格的幼儿更容易发生意外伤害事故。

幼儿先天性疾病也会直接或间接地造成意外伤害事故的发生,如:心脏病患儿在运动时发生窒息而造成意外伤害;癫痫症患儿由于惊厥而造成意外伤害。

(二) 因幼儿园、教师失责造成的安全隐患形成病原因素导致的意外伤害事故

幼儿园的校舍场地、教学游戏设施设备、饮食卫生的安全等诸多因素都和幼儿的健康成长有着直接的关系。在幼儿园里,园方和教师对幼儿除了负有教育职责外,还负有保护职责和管理职责,[①]若幼儿园在管理过程中未能排查安全隐患并及时整改,便有可能会造成幼儿发生意外伤害事故,如:门卫管理的松散可能会导致幼儿走失或造成外来人员的危险侵入;大型玩具的老化失修可能会导致幼儿的跌落摔伤;冷冻食物在储存中的隐患可能会造成幼儿发生食物中毒。

在《幼儿园工作规程》中表明,"幼儿园实行保育和教育相结合的原则,对幼儿实施体、智、德、美诸方面的全面发展的教育",教师对幼儿要履行教育义务和保护义务,教师的失责会直接导致

---

① 刘智成. 在园幼儿人身伤害事件的个案研究——以江西省吉安市公办幼儿园为例[D]. 西南大学,2007:12.

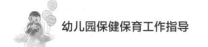

幼儿园意外伤害事故的发生,如:教师擅自离岗调岗可能会造成幼儿走失;教师在组织体能活动时,不对幼儿进行安全提示可能会造成幼儿的受伤;教师的体罚和变相体罚也会给幼儿造成身心的伤害。

《幼儿园管理条例》

第七条:举办幼儿园必须将幼儿园设置在安全区域内。严禁在污染区和危险区内设置幼儿园。

第十七条:严禁体罚和变相体罚幼儿。

第十八条:幼儿园应当建立卫生保健制度,防止发生食物中毒和传染病的流行。

第十九条:幼儿园应当建立安全防护制度,严禁在幼儿园内设置威胁幼儿安全的危险建筑物和设施,严禁使用有毒、有害物质制作教具、玩具。

第二十一条:幼儿园的园舍和设施有可能发生危险时,举办幼儿园的单位或个人应当采取措施,排除险情,防止事故发生。

(三) 因不可抗拒和无法预料的环境因素造成的意外伤害事故

此类事故的发生受到外界环境因素的直接影响,具有不可控性,如:校车在行驶过程因交通状况发生的车祸;地震、水灾、泥石流等自然灾害造成的意外伤害。

任务二　掌握幼儿园常见意外伤害的急救措施

幼儿在园期间一日活动较为丰富,这些活动的各个环节是紧密联系的。在《新时代幼儿园教师职业行为十项准则》第六项中明确要求:教师要关心爱护幼儿,呵护幼儿健康,保障快乐成长。尽管教师在工作中能够用心呵护幼儿的健康与安全,但仍避免不了一些意外伤害的发生。若教师能够在伤害发生的第一时间对受伤幼儿进行正确的急救,不仅能减少幼儿的痛苦,也能将因意外伤害造成的不良后果降为最低。

一、食物中毒

食物中毒是指幼儿食用了含生物性、化学性有毒有害的食物或食用了被有毒有害物质污染的食物而引起的急性、亚急性的食源性疾病。根据引发幼儿食物中毒的食源,可以将食物中毒分为:细菌性食物中毒、真菌性食品中毒、动物性食物中毒、植物性食物中毒和化学性食物中毒[①]。在生活中容易引起幼儿中毒的食物见表7-3。

---

① 姜锋,周建华.高校突发公共卫生事件应对研究[J].人口与社会,2014,30(2):78.

表 7-3　容易引起幼儿中毒的食物

容易被细菌污染的食物	容易被真菌污染的食物	含有化学性毒物污染的食物	含有毒素的植物性食物	含有毒素的动物性食物
牛奶及奶制品,腊肉、咸鱼及腌制食品,肉类及动物内脏,鸡蛋、毛蛋及各种蛋制品,淡水及海水鱼、虾、螺、蚌、罐头,各种熟食剩菜	花生、玉米、大米、小米、大豆及面粉等各种粮食制品,植物油,甘蔗、糖等	被农药或敌敌畏、杀虫剂、灭鼠药、铅、砷汞、锌、钡等污染的各种食品或保健品,用瘦肉精等喂养的猪肉等	木薯、苍耳、蓖麻籽、银杏、杏仁、桃仁、发芽的土豆、扁豆、烂红薯、有毒蘑菇等	河豚、鱼胆、鱼肝、蟾酥、沙丁鱼、死河螃蟹、扇贝、牡蛎、香螺等

（一）症状

食物中毒患儿一般会出现头晕头疼、恶心、呕吐、腹痛、腹泻、口唇麻木肿胀等症状,个别患儿会出现皮肤颜色发红、荨麻疹、神经麻痹、寒战、发热、瞳孔放大或缩小、呼吸困难等症状。中毒严重者会出现惊厥、昏迷或休克,甚至会迅速死亡。

（二）急救措施

食物中毒患儿会因其进食含毒食物的类型、总量、时间等诸多因素出现不同程度的症状表现。

1. 病情较轻患儿的急救措施

发现患儿食物中毒,可立即采取催吐法帮助其排出毒物。可让患儿喝温水、盐水或吐根糖浆,然后用筷子或手指反复刺激患儿咽喉促使其呕吐,直到呕吐物变成没有异味的清水,之后立即送患儿至医院进行后续治疗。

2. 病情较重患儿的紧急处理措施

若患儿患有严重心脏病、食道静脉曲张等疾病,或已出现惊厥、昏迷等严重症状,或是误服强酸、强碱、煤油等有毒物质,应立即送患儿至医院进行急救。在送医途中,若患儿出现呼吸、心跳暂停的症状,应立即对其进行心肺复苏的抢救。

（三）预防

第一,幼儿园在采购、运输、储存、加工食物的过程中要严格遵守《中华人民共和国食品卫生法》等相关法规和膳食管理条例,严防有毒物质污染食品（见图 7-1）。

第二,教师在日常教学中要教育幼儿注意养成饮食卫生的良好习惯,使他们懂得不吃腐烂变质或是被污染过的食物的常识。

第三,幼儿园和家庭应帮助幼儿增强预防食物中毒的意识,并教育他们逐渐掌握识别含有毒食物的方法。

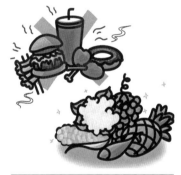

图 7-1　注意食品卫生安全

知识卡片

幼儿园食品卫生安全事故处理应急预案

为了有效预防幼儿园食品卫生安全事故的发生,及时控制、消除事故的危害,切实保障教师和幼儿身体健康和生命安全,维护正常的教育教学秩序和幼儿园的稳定,根据《中华人民共和国食品卫生法》《突发公共卫生事件应急条例》,特制定××幼儿园食品卫生安全事故处理应急预案。

一、成立食品卫生事故应急处理小组

组长:园长

副组长:副园长

成员:办公室主管、保教主管、后勤主管、保健室主管、食堂班长

二、幼儿园一旦发生疑似食物中毒,立即启动幼儿园食品中毒应急机制,做好各项应急处理工作

(一)积极组织抢救患儿,以最快的速度将中毒人员送往就近医院

无交通工具时拨打急救中心电话"120"或"110"请求救助。患儿发生呕吐时,切忌止吐,呕吐物有利于毒物排出。保健室配合医院妥善处理患儿,并派人到医院守护患儿,及时解决有关问题。

(二)事故处理程序

园长及副园长负责事故处理过程中人员协调、调度;保健室主管联系医院;班主任联系家长及事故善后;食堂班长负责保管好留样,等待防疫部门检验;保健人员去班级检查患儿情况,指导现场紧急处理。

(三)事故情况上报

患儿的本班教师报告保教主管和保健人员,同时联系家长;保健人员及保教主管上报上级领导,园长或副园长及时向上级教育部门报告,保健室向疾控部门报告。

(四)患儿所在班的现场紧急处理

1. 一般消化不良性疾病

保健人员指导保育师用含有效氯浓度1 000 mg/L消毒液消毒幼儿呕吐、腹泻物浸泡半小时;用上述浓度消毒液擦拭地面、刷厕所、擦幼儿能接触到的地方及其他物品。为呕吐腹泻重的幼儿服糖盐水,保健人员指导教师密切观察其状况,必要时及时送医院治疗。

2. 食物中毒

(1)炊事人员马上停止并通知班级教师停止分发可疑致病食物,幼儿停止食用。

(2)炊事班长负责保管好可疑致病食物,留待检验。

(3)保健人员指导有关人员收集患儿呕吐、腹泻物随幼儿就诊化验使用。

(4)教师将患儿呕吐、腹泻物用含有效氯浓度1 000 mg/L消毒液消毒浸泡半小时后倒掉。

(5)教师用含有效氯浓度1 000 mg/L消毒液刷洗消毒厕所、水池及擦拭幼儿可能接触到的内环境设施。

二、惊厥

惊厥是由于患儿中枢神经系统的器质或功能出现异常产生的急性多发疾病,也称抽风或者抽筋。根据患儿有无发热可将惊厥分为高热惊厥和无热惊厥两种。

(一)症状

惊厥患儿在前期会出现精神紧张、心情烦躁,呼吸急促、眼球上翻、凝视、斜视、神志不清等征兆,随之会出现手足抽搐、颈项强直、口吐白沫、嘴角抽动、牙关紧闭、紫青等症状。详见图7-2。

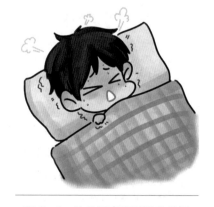

图7-2 幼儿因高热引发的惊厥

一般,惊厥发作时间多在3~5分钟之内,有时会反复发作,若患儿惊厥持续时间过长,会出现大小便失禁、短暂嗜睡等症状。

（二）急救措施

第一,教师或保健人员要保持镇定,可将患儿放在平坦的地方侧躺,以防患儿因口腔内的分泌物反流进入气管造成窒息,若患儿口腔中有异物应及时清理。

第二,松开患儿的衣领,使其呼吸通畅,并在患儿上下牙之间放置毛巾、纱布或压舌板以防止其咬伤自己的舌头。当患儿牙关紧闭时,教师或保健人员不可硬撬以免造成二次伤害。

第三,对高热惊厥患儿可同时用温毛巾擦拭其前胸、后背、手心、脚心和腋窝的方式帮助患儿物理降温。

第四,教师或保健人员要注意观察患儿的呼吸节律和瞳孔的大小,若患儿的症状在3~5分钟后没有缓解的,应立刻将患儿送至医院进行紧急救治。

对高热患儿进行物理降温的小妙招

1. 枕冰枕

在护理的过程中,护理人员可以用布或毛巾包住冰块放在患儿的头颈下做冰枕,这样患儿会感觉舒服,降温的效果也较好。

2. 热水泡脚

热水泡脚不仅可以促进身体的血液循环,缓解患儿因高热带来的身体不适,也可以帮助患儿降低温度。泡脚的水温可以控制在40℃左右,以患儿能适应为标准。泡脚时,可来回抚搓患儿脚部以缓解不适感。

3. 冰袋冷敷

可以购买化学冰袋来帮助高热患儿降温。护理人员可将冰袋放在冰箱冷冻,当冰袋由凝胶状态变成固体后将其取出,包上毛巾敷在患儿头顶、前额、颈部、腋下、腹股沟等处帮助其降温,冰袋可以反复使用。

4. 多饮水、多休息

高热患儿可采取少量多次饮用白开水和多排尿的方法达到降温的效果。在护理过程中,应时刻关注患儿的状态,并保持室内安静,不要打扰患儿休息。

（三）预防

第一,教师和保健人员需了解幼儿的疾病史,对于有家族史或先天患有相关病症的,要有备案。在日常保育过程中对有备案的幼儿给予特殊关注,尽量避免其因生病、惊吓等原因诱发出现惊厥。

第二,教师在组织幼儿活动时,应注意提醒其增减衣物;在传染病高发季节应加大晨午检的检查次数和力度,以防止幼儿因上呼吸道感染等多种疾病引发高热导致惊厥。

第三,教师应加强对幼儿的日常看护,在各种活动中做好防护措施以防止其脑部受到伤害导致惊厥。平时应注重加强幼儿的体育锻炼,教育幼儿合理膳食,增强幼儿机体免疫能力。

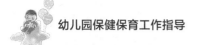

案例分析

案例: 林林起床午检时,不停地打喷嚏、流鼻涕,王老师怀疑他感冒了便为他测量了温度,测量体温为38.7摄氏度。王老师立刻联系了林林的妈妈,并把他送到了保健室等待家长接园。在等待的过程中,林林突然出现四肢抽搐、面肌颤动、两眼上翻、双拳紧握的状态,保健人员立刻将林林侧放在病床上,并在他的嘴里放了压舌板,然后紧密关注着林林的状态,大概2分钟后,林林逐渐安静了下来。林林出现了什么问题? 教师和保健人员应该如何做?

分析: 林林是因为"上呼吸道感染"引发高热后出现了惊厥。当幼儿出现惊厥症状时,教师和保健人员应该冷静面对,可以在安静的室内让患儿侧卧,并在其嘴里放压舌板或者干净的纱布以防患儿咬到舌头,待病情平稳后,要立刻就医治疗。

三、关节脱位

关节脱位俗称脱臼,是指构成患儿关节的稳定结构受损,使关节面失去正常的对合关系。从关节脱位发生的部位可将其分为肩关节脱位、桡骨头半脱位、肘关节脱位、下颌关节脱位等。幼儿常在肩、肘、下颌及手指等关节部位发生脱位。详见图7-3。

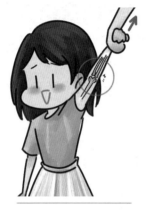

图7-3 幼儿肘关节脱位

(一)症状

当发生关节脱位时,患儿的病患处会出现变形、肿胀、淤血并同时伴有剧烈的麻木感或刺痛感,患儿也会出现关节活动受限的症状。

(二)急救措施

发现患儿关节脱位,教师和其他人员不要随意牵拉脱位关节来查看患儿的病情,应立刻联系保健人员根据患儿脱位的部位和严重程度进行急救。

对于关节脱位较轻患儿,保健人员可用夹板或吊带固定其脱位关节后送医院救治;如果脱位关节比较特殊或者脱位情况较为严重的患儿,教师和保健人员不要随意移动患儿,可以安抚其情绪,避免患儿因疼痛移动脱位关节,并立刻联系医院进行救治。

(三)预防

第一,教师在组织幼儿体能活动时,要科学安排热身活动、基本活动和放松活动,根据幼儿年龄特点安排适宜的活动强度和方式。

第二,教师要避免幼儿进行具有高危险的动作或者游戏,在游戏活动中也应避免幼儿间的拉扯或是成人对幼儿关节处的拉拽动作。

第三,教师和保健人员对幼儿要进行相关的保健教育,使得幼儿知道重要关节的位置和作用,懂得怎样保护自己的关节。

案例分析

案例: 户外游戏时,真真被两个朋友拽着胳膊玩起了"拉雪橇"的游戏,两三个回合后,真真突然大哭起来,李老师忙过去查看,发现真真抓着右边的胳膊并大叫很痛。李老师让她动一动胳膊,但是真真已经疼得抬不起来胳膊,李老师连忙把她送到了保健室。真真怎么了? 老师应如何应对哭泣的真真呢?

分析:真真的胳膊发生了桡骨关节脱位。5 岁以下的幼儿桡骨小头外面一层的肌腱非常薄弱,如果用力牵拉之后,就容易出现桡骨小头脱出,环状韧带卡在关节间隙里面,从而造成关节脱位。因此不管是成人还是幼儿之间,都应尽量避免拉拽的动作。

四、骨折

骨折是指由于外伤或病理等原因致使骨质部分或完全断裂的一种疾病[①]。根据骨折发生的部位可将骨折分为四肢骨折、肋骨骨折、股骨骨折、锁骨骨折等,幼儿常见骨折为四肢骨折。

(一) 症状

患儿发生骨折后,骨折部位会出现明显疼痛并伴随胀、瘀斑或畸形。在肢体没有关节的骨折部位也可能会出现异常活动和骨擦音(感)。开放性骨折可见出血,严重骨折患儿还会出现休克、发热等全身症状。

(二) 急救措施

当发现患儿骨折,教师要立即联系保健人员来明确骨折部位,并限制患儿的动作,防止其病情恶化。

保健人员要快速查看患儿伤情,若是由于开放性骨折造成患儿大出血,需立即用止血带止血后再送医救治,送医过程中注意不要把骨折部位的末端送回去,容易诱发感染。若患儿为闭合性骨折,保健人员可迅速用夹板、绷带或者木板、布条固定好骨折部位后再送患儿到医院救治。

(三) 预防

第一,教师要注意教育幼儿合理饮食,加强营养摄入,鼓励幼儿多食含钙丰富的食物,并提醒家长可以合理补充适当的钙剂。

第二,平时应加强幼儿的户外体能锻炼,多晒太阳,增强幼儿骨质。

第三,教师和幼儿都需要树立安全意识,特别是在教师组织幼儿体能锻炼的时候,要提前做好安全防护工作,避免伤害事故的发生。

第四,教师和保健人员要加强对幼儿的保健教育以提高幼儿自我保护的能力。

知识卡片

钙是人体必需的微量元素,日常可通过进食以下含钙较高的食物补充机体所需的钙。

奶制品:牛奶、马奶、羊奶、酸奶、奶酪、奶粉、炼乳等,奶制品是补充钙剂的良好来源,吸收也较好。

豆制品:豆腐、豆浆、豆腐干、豆腐脑、豆腐皮、豆腐丝等,豆制品含有丰富的钙和蛋白质。

肉蛋类:羊肉、鱼肉、牛肉、鸡肉、鸭肉、瘦猪肉、泥鳅、虾、螃蟹、蛤蜊、鸡蛋、鸭蛋、鹅蛋、鹌鹑蛋等。

蔬菜类:香菇、西蓝花、木耳等蔬菜中的含钙量也较多。

食物中含有的钙有限,如果幼儿缺钙严重,可以遵医嘱口服钙片或口服液等药物,日常可以多晒太阳,促进钙的吸收。

---

① 李淑芬. 不同护理模式对骨折患者情绪状态影响研究[J]. 医学信息,2011,24(3):1571.

五、软组织损伤

软组织损伤是指幼儿软组织或骨骼肌肉受到直接或间接暴力,或长期慢性劳损引起的一大类创伤综合征。[1] 通常依据患儿受伤后皮肤的完整性可分为开放性软组织损伤和闭合性软组织损伤。

(一)症状

1. 擦伤

幼儿擦伤是由于钝性致伤物与幼儿皮肤表皮层摩擦而造成的表皮剥脱,是软组织损伤中最轻的一类。其症状表现为表皮剥脱、血痕、渗血或出血斑点,继而可出现轻度炎症反应,局部会有红肿和疼痛。

2. 刺伤

刺伤是由于尖锐物体(如刀尖、竹签等)受到猛力刺穿幼儿皮肤及皮下组织造成的创伤。刺伤伤口有出血和疼痛症状,如有异物留存在伤口中,疼痛程度会加重。

3. 划伤

划伤是由于幼儿的皮肤被玻璃、刀片、纸片等较为锋利的物体划过后,在皮肤组织上留下伤痕的一种创伤。单纯性的划伤没有不良反应,会伴随出血和疼痛,如果患儿是过敏体质,有可能会在印痕周围出现瘙痒症状,伤口周围还会有一圈的红晕。

4. 夹伤

夹伤的具体部位和被夹力度的大小都会造成不同的症状表现。轻度夹伤,无出血,但皮肤表层会有轻微红肿症状;重度夹伤,可能会出现被夹部位骨裂、关节组织损伤或者韧带撕裂等症状。

(二)急救措施

1. 擦伤

对小而浅的无出血或出血量轻微的擦伤,只需给伤口表面消毒,保持伤口干燥后涂外用消炎药膏即可。若患儿擦伤面积较大、有污染或出血量大且凝血时间长,并出现了受伤部位肿胀、严重疼痛等,应立即送医救治。

2. 刺伤

轻微刺伤患儿,如果有异物留存在伤口时,保健人员应将伤口清洗、消毒,然后用经灭菌过的针或者镊子将异物取出,最后用酒精或碘伏消毒;如果是严重刺伤患儿,应立即送医救治。

3. 划伤

当划伤出现出血症状时,保健人员可用干净的纱布按压患儿伤口进行止血,并给伤口消毒、包扎。

4. 夹伤

保健人员应先观察被夹部位的皮肤软组织有无破损,若无可用清水冲洗被夹部位,并进行冷敷以减轻患儿痛苦;若被夹部位有出血症状,应先消毒、包扎再冷敷。若患儿手部被夹,并出现指甲掀开或脱落症状,应立即送往医院救治。

(三)预防

第一,教师在组织幼儿活动时应排除活动场地及玩教具等设施的安全隐患。

---

[1] 刘小明. 消肿止痛膏治疗软组织损伤 30 例[J]. 中国药业,2012,21(16):99.

第二,教师在组织活动时,幼儿活动范围不宜太过分散,以保证幼儿活动在教师的视线范围内。

第三,平时要教育幼儿养成良好的生活习惯,勤剪指甲,不玩危险的尖锐物品。

案例分析

案例:游戏时间,大家都在用积木玩具搭建城堡,突然李老师听见了军军和芳芳的大哭声。原来军军要抢一块积木,芳芳不同意又抢不过,一着急就用指甲在军军的手上狠狠地抓了一下。李老师发现军军手上的抓痕比较深,并且已经渗出了血,于是连忙带着军军去保健室做处理治疗。面对被抓伤的军军,教师应如何应对呢?

分析:抓伤、挠伤在幼儿园是比较常见的,教师一方面要教育幼儿注意游戏的安全、懂得谦让和分享,另一方面还应该时常检查幼儿的指甲并提醒家长及时为幼儿剪短磨平指甲,以免给其他幼儿造成伤害。

六、烧烫伤

烧烫伤是由火焰、高温液体、高温气体直接或间接作用于人体而引发的组织损害。按照烧烫伤的伤害程度可分为一度烧烫伤、二度烧烫伤、三度烧烫伤。

(一) 症状

一度烧烫伤伤及患儿的表皮层,烧烫伤范围内出现红斑,没有水泡,且疼痛较明显;二度烧烫伤已伤及患儿的真皮层,患儿受伤皮肤会出现局部红肿、疼痛难忍,有明显水泡并通常会伴有发热症状;三度烧烫伤患儿全层皮肤包括皮肤下面的脂肪、骨和肌肉都受到伤害,皮肤焦黑、坏死。

(二) 急救措施

幼儿园多见因高温液体烫伤的一、二度烧烫伤患儿,教师应立刻用冷水冲泡患儿受伤部位,直到患儿感觉不到疼痛为止。

同时,应轻柔脱掉患儿衣物,不要弄破水泡,如患儿衣物粘连到皮肤者,要用剪刀剪开,并观察受伤部位,根据患儿情况可再次在冷水中浸泡烫伤部位,直到患儿感觉不痛。

此外,保教人员可用干净无菌的纱布或者棉布遮盖患儿伤口,并根据其症状选择是否送医救治。

对于受伤严重的患儿,在隔离烧烫伤源后,应立即联系医院进行紧急治疗。

(三) 预防

第一,加强对高温液体、高温固体以及火源的管理,不允许幼儿进入厨房、配餐室、锅炉房、配电室等危险区域。

第二,保证幼儿食用的饭菜温度、饮水水温适宜,温度以手摸饭碗、杯子不烫手为宜。

第三,教师要加强对幼儿的安全教育,防范其因好奇造成的高温烧烫伤。

案例分析

案例:汤面条是瑶瑶最喜欢在幼儿园吃的食物之一,她刚刚端到碗就被一旁的毛毛碰了一下,结果饭汤全洒在了瑶瑶的手腕上,瑶瑶大哭起来。王老师立刻将她手腕上的面条抖掉,并用凉水冲泡她手腕上被烫红的皮肤,大约10分钟后,瑶瑶的手腕不太疼了,刚才发红的皮肤

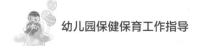

也变浅了。面对烫伤,教师如何做可以将伤情减少到最小呢?

分析: 在幼儿园里,幼儿被汤面烫到的情况也比较常见。被高温的液体烫到,可以用凉水长时间的冲泡患处来减少患儿因烫伤带来的痛苦。

七、五官及呼吸道异物

五官及呼吸道异物通常指外来物因多种原因进入幼儿眼、耳、鼻、喉,也指幼儿在进食过程中外来物进入气管或支气管内的病症。根据外来物进入患儿的身体位置可分为异物入眼、外耳道异物、鼻腔异物、咽喉部异物和呼吸道异物。

(一)症状

1. 异物入眼

当细小的物体或液体(虫子、沙粒、洗涤剂等)进入幼儿的眼中,会引起患儿眼部疼痛不适、无法视物,甚至会损伤患儿的眼角膜等。

2. 外耳道异物

当异物或动物性异物进入幼儿耳道,会引发患儿耳部疼痛、出血、听力下降、耳闷、耳鸣、眩晕、耳道肿胀等症状。

3. 鼻腔异物

当异物进入幼儿鼻腔,会引发患儿单侧鼻腔流出黏稠的浓鼻涕,并带有轻微的血丝,还会造成患儿呼吸不畅、鼻塞等症状。

4. 咽部异物

多为幼儿进食不慎造成,若异物留在鼻咽部,会引发患儿软腭以上的疼痛,同时伴有咳嗽、鼻塞甚至发热的症状;若异物留在口咽部,会造成患儿呛咳、唾液外溢、吞咽困难等症状。

5. 呼吸道异物

患儿常伴有剧烈呛咳、呕吐并随之出现面色青紫、呼吸困难等症状,小的异物可使患儿出现吸气性呼吸困难;大的异物可使幼儿出现呼吸困难,甚至出现窒息症状。

(二)急救措施

1. 异物入眼

控制幼儿双手,以防其揉搓眼睛。保健人员可用生理盐水冲洗患儿受伤眼睛,患儿也可通过啼哭,让异物随着盐水或眼泪流来。若以上方法无效,保健人员可翻开患儿眼皮,检查眼白、下眼睑和角膜,若发现异物,可用湿棉签将异物轻轻粘出,若异物未能取出,需立即前往医院救治。

2. 外耳道异物

动物类异物(如小虫子)进入外耳道,保健人员可用灯光对着患儿的外耳道照射,引诱昆虫爬出;也可用甘油、食油、酒精等滴入外耳道,将昆虫淹死,再夹取出来;若看不出异物,就不要盲目操作,应去医院处理。植物类异物和非生物类异物进入外耳道时,一旦发现症状,应立即送患儿到医院救治。

3. 鼻腔异物

当发生异物入鼻时,教师和保健人员应尽量让幼儿用嘴呼吸,不要用鼻子吸气。可以堵住无异物的一侧鼻孔,让患儿用鼻孔呼气的方式将异物"吹"出,如果失败,应立刻就医。

4. 咽喉部异物

一旦发现患儿咽部有异物,切不可采用吞咽食物的方法处理异物,以免伤到患儿的气管和食道。保健人员可让幼儿张大嘴巴,尝试用镊子将卡在咽部较浅部位的异物取出,如果失败,应立刻就医。

5. 呼吸道异物

当异物进入气管和支气管时,患儿可俯卧在救护者的两腿间,保持头低脚高的姿势,救护者再用手掌适当用力拍击患儿的两肩胛骨间。如果无效,可让患儿背贴于救护者的腿上,救护者用两手食指和中指用力向后、向上挤压患儿中上腹部,压后即放松,反复重复几次,同时观察患儿的情况,具体见图7-4。

呼吸道异物的救治需要争分夺秒,救护人员应根据患儿的症状,如有必要,需立即送患儿至医院进行紧急救治。

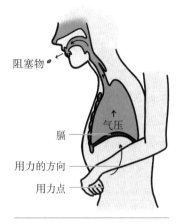

图7-4　呼吸道异物抢救法

海姆立克急救法(Heimlich Maneuver)

海姆立克急救法是由美国医生亨利·海姆立克发明的利用肺部残余气体、形成气流冲击力将气道异物冲出体外的一项急救气道异物堵塞的办法。海姆立克急救法挽救了无数人的生命,因此他也被称为世界上拯救生命最多的人。根据适应人群和方法不同,可分为海姆立克腹部冲击法、海姆立克胸部冲击法和婴幼儿海姆立克法三类。该方法自问世以来,解救了无数人的生命,被人们亲切地称之为"生命的拥抱"。

（三）预防

第一,教师应告知家长和幼儿不要将小纽扣、小珠子等危险物品带入幼儿园,平时要加强对幼儿安全意识的培养,教育幼儿知道异物进入五官是非常危险的,如果发现此类事情一定要立刻告诉教师。

第二,注重教育,养成良好的进食习惯,用餐时不喧哗、不开玩笑,以防异物进入呼吸道。

第三,在幼儿园膳食管理中应尽量避免让幼儿独自食用花生、瓜子、豆类等带核食物和果冻。

任务三　预防、控制与处置幼儿园意外伤害事故

前两个任务让学习者了解了幼儿园意外伤害事故的定义,掌握了正确应对几种常见意外伤害的急救技能,但如果要从根本上减少或者杜绝幼儿园意外伤害事故的发生,就需要学习者更好地树立防范和处置幼儿园意外伤害事故的意识。当意外伤害事故发生时,正确的处置可以有效地将危害降到最低,这对于受伤幼儿及家庭或是幼儿园及教师,都是极为重要的。

一、幼儿园意外伤害事故的预防

意外伤害事故的发生虽然具有一定的偶发性,但是如果幼儿园有相应的防范措施,可以有效减少意外伤害事故的发生率,并最大程度地降低事故后果影响,具体可从以下三个方面实施开展。

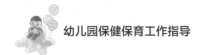

（一）加强有关安全管理的制度建设，完善安全预案，建立幼儿园意外伤害事故的防范机制

首先，幼儿园应在相关的政策法规的指导下完善各项制度的建设，如根据《托儿所、幼儿园卫生保健制度》，制定保健室管理制度和消毒用品及药品管理制度等。根据《幼儿园管理工作法规》《幼儿园管理条例》《幼儿园工作规程》等文件制定幼儿园门卫制度、接送幼儿制度、交接班制度、房屋设备管理制度、卫生保健制度等。

其次，针对幼儿园较常出现的意外伤害事故制定安全预案。如幼儿急性传染病防控处置预案、食品卫生安全事故处理应急预案等。

再次，建立有效的幼儿园意外伤害事故防范机制，成立包含各个岗位人员的意外事故处置小组，并明确相关人员的职责；完善安全防控的应急处理流程，通过长期有效的意外伤害事故防范机制，提高防范能力。

最后，借助社会力量加固幼儿园意外伤害事故的安全防线，可以根据相关的政策为幼儿及教职工购买相应的保险产品。

（二）落实各项制度和流程，提高全园教职工的安全责任感

幼儿园应根据安全管理的各项制度和幼儿园一日生活流程，加大对各岗位人员的工作流程培训力度和检查力度，做到制度管人、流程办事、责任到人、层层落实以明确全园教职工各岗位的安全管理职责。

在管理中要严把幼儿在园一日生活的各个环节，各项活动或工作按照相应的流程进行申报、审批和实行，加强对外来人员的管理，以杜绝各岗位因失责造成的意外伤害事故，提高全园教职工的安全责任感。比如幼儿外出活动前，各部门相关人员就需要按照流程进行申请、审批和实施，这样就能有效避免幼儿外出时出现的意外伤害事故，具体流程详见图7-5[①]。

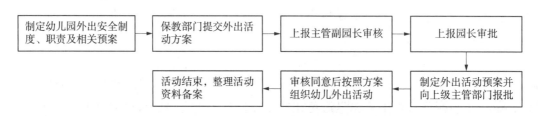

图7-5　幼儿外出活动安全报批备案工作流程图

（三）加强对全园场地、设备的排查力度，确保安全无死角

幼儿园可设专门的安全排查小组，小组成员定期对全园校舍、场地、教学设备及玩具进行安全排查；不定期地对意外伤害高发的场地、玩教具设施进行安全抽查。安全排查小组在排查结束之后要及时填写排查日志，如果发现安全隐患，要尽快整改或者上报，以保证幼儿生活游戏场地与设施设备的安全。具体流程详见图7-6。

教师在组织幼儿一日生活的各个环节中，要牢固树立安全排查意识。在组织幼儿游戏前，要对相应的场地、游戏设备的安全进行排查，发现隐患立即整改或者上报。幼儿园安全排查整治自查自纠自改记录详见表7-4。

① 张欣.幼儿园工作流程图解[M].上海：复旦大学出版社，2019：88.

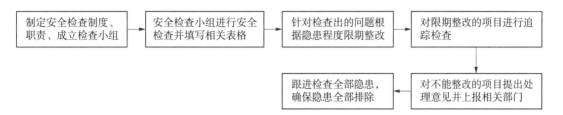

图 7－6　幼儿园安全检查及问题处理工作流程图①

表 7－4　幼儿园安全排查整治自查自纠自改记录表

幼儿园安全排查整治自查自纠自改记录表			
排查时间		排查区域	
排查人员			
排查发现的问题及隐患		整改措施及完成时限	

备注：1. 每周一由后勤分管领导带领综治安全部门主管、副主管、安全员对园内重点部位、区域、项目有针对性地进行排查，并现场落实问题整改。

2. 每两周借全园卫生安全大检查，由校园安全生产领导小组成员代表对各班级、各功能室、后厨、幼儿口杯毛巾消毒间等重点区域同步进行安全隐患大排查，并由综治安全部门跟进问题隐患整改落实情况。

3. 针对"元旦、春节、清明节、劳动节、端午节、中秋节、国庆节"等国家法定节假日在放假闭园前进行一次安全隐患大排查。

4. 重点对每年寒暑假放假闭园前进行一次全园安全大排查，加强重点部位、重点区域、重点项目安全隐患大排查。

5. 由各小组长指定一名成员做好安全隐患大排查记录，排查结束报综治安全部门，并拍照留存安全排查过程性资料，按指定模版撰写安全排查日志，电子版转综治安全主管汇总存档。

（四）结合各部门的安全评价，有针对性地对岗位人员进行安全教育

保健室及时汇总幼儿园周、月、季、年的意外伤害事故数据统计，保健室（周）意外伤害就诊幼儿情况统计详见表 7－5，并进行意外伤害事故的安全评价，根据评价结果制定园级安全课程，并加大培训力度。定期或不定期地对全园教职工进行各类安全常识以及意外伤害急救措施的培训和演练；以多种形式的活动，有目的、有计划地向幼儿进行安全教育，帮助幼儿提高自我保护意识，掌握自我保护的能力。

表 7－5　保健室（周）意外伤害就诊幼儿情况统计表
时间：　　年　　月　　日—　　年　　月　　日

就诊原因	人数	备注
小外伤（磕、碰、划、挤、压、咬、抓伤等）		
扎刺		
骨折		
关节脱位		
烫伤		
其他		
总计		
其中大班（　　）名幼儿；中班（　　）名幼儿；小班（　　）名幼儿		

---

① 张欣.幼儿园工作流程图解[M].上海：复旦大学出版社，2019：87.

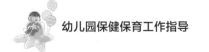

二、幼儿园意外伤害事故的控制

幼儿园和教师面对意外伤害事故的发生,如果控制不当,不但会延误幼儿的治疗时间,加深幼儿痛苦,还易引发家园之间的矛盾纠纷。如何控制幼儿园意外伤害事故的局面,可从以下四方面入手。

(一) 及时救治受伤患儿,以减轻患儿及其家庭的痛苦

意外伤害事故发生后,教师和保健人员需立即对患儿进行紧急救治,并尽快上报主管部门以便后续处置工作的展开,如患儿的伤情较重,园方应立刻将患儿送往医院进行救治,若家长未及时赶到,要遵照医生建议,先为幼儿办理相关的检查治疗,待家长赶到后,相关责任人要如实将事故发生的经过、检查治疗过程、结果等情况详细告知家长。

幼儿急性伤病防控处置预案

一、预防措施

1. 健全制度,加强管理。

2. 加强安全卫生工作宣传教育。

3. 加强园内日常巡视和护导工作。

二、处置措施

1. 各班教师与相应保教负责人要强化对幼儿的密切观察,发现幼儿有异常状况时(如脸色异常、高热咳嗽、恶心呕吐、胃痛、肚痛、神情异常、颤抖、无力站立、烦躁不安、趴在课桌上、流鼻血、皮肤异常、意外伤害等),要及时询问,查明原因,并及时救治。

2. 如果幼儿出现严重情况(如休克、昏厥、腹泻不止、大出血、内出血、骨折等),教师要一边送幼儿去指定医院救治,一边报告上级负责人,由负责人逐级上报园长。

3. 如果幼儿的伤病不宜由幼儿教师护送,教师要及时向保健室报告,保健室根据情况直接送医院或请求医院立即赶往现场救治。

4. 任何教职工发现或接到幼儿伤病报告,应迅速通知该班班主任教师或保教负责教师,并将伤病幼儿送到指定医院救治。在救治幼儿时,及时向园领导报告。

5. 如果情况危急,要在第一时间报告园长,并按照园长指令拨打"120"救护。

6. 在救护幼儿的同时,班主任或保教人员要及时与家长取得联系,并要求家长立即赶到医院。

7. 如果幼儿伤情特别危急,由医院决定是否转院救治。

8. 如果医院要求缴纳救治伤病幼儿的医疗费用,由责任教师先予以垫付,待救治与调查结束后,与家长核计费用。

(二) 保护事故现场、配合事故调查,以保障各方面的权益

若发生了重大的意外伤害事故,园方应封锁现场,以确保后续责任调查不受干扰,并积极配合多方面的调查,寻求法律人士依据相关法律法规,进行意外伤害事故的责任认定,以维护出事幼儿、责任教师及幼儿园的合法权益。

（三）如实对外发布信息，争取公正的舆论导向

意外事故发生后，园方应根据预案和流程，对外如实说明意外伤害事故的真相，让有关部门了解事件始末，以免误传。园方要以积极诚恳的态度表达妥善处理事故的决心，争取公正的社会舆论导向。

（四）诚恳与家长沟通，妥善解决受伤患儿后续合理需求

意外伤害事故发生后，责任方应尽快从自责、懊丧的情绪中走出来，以诚恳的态度与家长进行换位思考与沟通，不强词夺理、不隐瞒事实、不推卸责任，及时调整与家长的沟通策略。

当出事的患儿病情得到控制后，园方和教师应进一步关心患儿的伤情和后续需要，并在家长情绪较冷静的情况下，再一次详细说明事情的全过程，以便积极主动地处理后续的责任认定、赔偿事宜等。幼儿园意外伤害事故处置报告工作流程详见图 7-7。

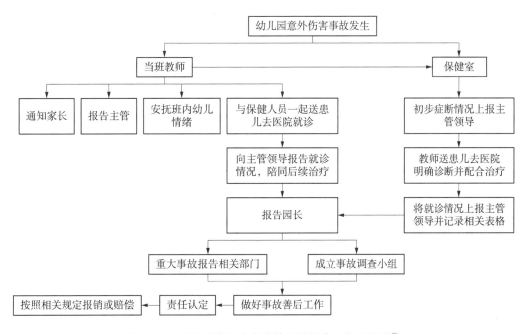

图 7-7　幼儿园意外伤害事故处置报告工作流程图[①]

三、幼儿园意外伤害事故的处置

当意外伤害事故处理结束后，园方要及时整理相关的过程性资料，做好备案存档，具体可参照以下四点。

（一）梳理事故的过程，认定事故责任，补充安全管理制度漏洞

幼儿园应根据安全管理制度和事故处理结果，组织相关人员对事故发生的原因、处理及责任认定、维权等过程做全面梳理；组织相关责任部门和责任人做自查检讨，并对安全预案和事故处理过程中出现的漏洞做补充修改，进一步完善各项安全管理制度。

---

① 张欣.幼儿园工作流程图解[M].上海：复旦大学出版社，2019：84.

（二）整理相关资料，备案存档以便后续追查

收集意外伤害事故发生后的所有档案资料，进行备案存档，根据事故的具体情况分层次在全园相关层面进行事故过程和处理结果的公布，并向全园教职工强调今后的注意事项，以避免类似事故再次发生，具体详见表7-6。

表7-6　儿童意外伤害登记表

姓名：_____　性别：_____　年龄：_____　班级：_____

伤害发生日期：_____ 年_____ 月_____ 日　伤害发生时间：_____ : _____

当班责任人：_____　填表人：_____

伤害类型：
1＝交通事故　2＝跌伤(跌、摔、滑、绊)　3＝被下落物击中(高处落下物)
4＝锐器伤(刺、割、扎、划)　5＝钝器伤(碰、砸)
6＝烧烫伤(火焰、高温固/液体、化学物质、锅炉、烟火、爆竹炸伤)
7＝溺水(经医护人员救治存活)　8＝动物伤害(狗、猫、蛇等咬伤、蜜蜂、黄蜂等刺蜇)
9＝窒息(异物、压、闷、捂窒息，鱼刺/骨头卡喉)
10＝中毒(药品、化学物质、一氧化碳等有毒气体，农药，鼠药，杀虫剂，腐败变质食物除外)
11＝电击伤(触电、雷电)　12＝他伤/攻击伤

伤害发生地点：
1＝户外活动场　2＝活动室　3＝寝室　4＝卫生间　5＝盥洗室　6＝其他(请说明_____)

伤害发生时活动：
1＝玩耍娱乐　2＝吃饭　3＝睡觉　4＝上厕所　5＝洗澡　6＝行走　7＝乘车　8＝其他(请说明_____)　9＝不知道

伤害发生时和谁在一起：
1＝独自一人　2＝老师　3＝小伙伴　4＝其他(请说明_____)　5＝不知道

受伤后处理方式(最后处理方式)：
1＝自行处理(保健人员)且未再就诊　2＝医疗卫生机构就诊　3＝其他(请说明_____)

如果就诊，诊断是：_____

因伤害休息多长时间(包括节日、假期及周末)：_____ 天

转归：1＝痊愈　2＝好转　3＝残疾　4＝死亡

简述伤害发生经过(对损伤过程作综合描述)：

（三）建立园本安全教育案例，完善安全教育内容

整理意外伤害事故的成因和过程，形成园本的教育案例，有针对性地对全园教职工进行安全警示教育，并加强对相关事故防控的安全培训、演练力度，以提高全园教职工面对类似事故的应对能力。

（四）恢复幼儿园正常教学秩序，消除各方的质疑

幼儿园应尽快恢复全园的正常教学秩序，并拟定整改计划，积极化解家长、师生及社会各界因意外伤害事故对幼儿园产生的质疑。

在线练习

>> **实战演练**

一、填空题

1. 按照《幼儿园管理条例》第七条:举办幼儿园必须将幼儿园设在安全区域内。
   严禁在＿＿＿＿＿＿＿＿和＿＿＿＿＿＿＿＿＿＿＿＿内设置幼儿园。

2. 惊厥也称为抽风或抽筋。据患儿有无发热的可将惊厥分为＿＿＿＿＿＿＿惊厥和＿＿＿＿＿＿＿惊厥。

3. 当幼儿在游戏活动或者生活活动中遇到危险需要帮助时,应当学会向＿＿＿＿＿＿＿求救。

4. 教师组织幼儿一日生活的各个环节,要牢固树立＿＿＿＿＿＿＿意识。在组织幼儿游戏前,要对相应的场地、游戏设备的安全进行排查,发现隐患立即＿＿＿＿＿＿＿或者＿＿＿＿＿＿＿。

5. 对于病情较为严重的食物中毒患儿,应立即＿＿＿＿＿＿＿救治,在送医途中,要关注患儿生命体征,若出现呼吸、心跳暂停的症状,要立即对其做＿＿＿＿＿＿＿的抢救。

二、选择题

1. 导致意外伤害事故发生的成因中,下列不属于病原因素的是(　　　　)。
   A. 有毒的食物　　B. 地质灾害　　　　　C. 危险的玩具　　　　D. 水、电、火

2. 食物中毒的预防,下列哪项是正确的?(　　　　)
   A. 加强食品卫生、饮食卫生,做好食品验收
   B. 生熟食品分开存放和加工
   C. 不吃腐烂变质食物,不吃剩饭菜
   D. 以上都对

3. 在发现幼儿食物中毒后,下列哪项做法不正确?(　　　　)
   A. 催吐　　　　　　　　　　　B. 让患儿平躺休息
   C. 送患儿至医院就诊　　　　　D. 关注幼儿身体和情绪状况

4. 下列哪项不适应对高热患儿进行物理降温?(　　　　)
   A. 枕冰枕　　　B. 热水泡脚　　　C. 大量饮水、休息　　　D. 吃冷饮

5. 下列哪项不属于控制幼儿园意外伤害事故局面的正确做法?(　　　　)
   A. 及时救治受伤患儿
   B. 保护事故现场、配合事故调查
   C. 根据园方利益适当地隐瞒事故的过程
   D. 诚恳与家长沟通,妥善解决受伤患儿后续合理需求

6. 以下哪些食物中含有毒素?(　　　　)
   A. 未煮熟的豆角　　B. 木薯　　　　　C. 发芽的土豆　　　　D. 以上都是

7. 发现患儿关节脱位,不正确的做法是(　　　　)。
   A. 牵拉脱位关节以查看患儿的病情
   B. 控制幼儿动作,安抚其情绪,告知其不要乱动
   C. 立刻联系保健人员
   D. 用夹板或吊带固定患儿脱位关节后送医院救治

8. 五官及呼吸道异物通常指外来物因多种原因进入幼儿眼、耳、鼻、喉,或外来物进入气管、支气管内的病症。若外来物进入患儿的呼吸道即为(　　　　)。
   A. 外耳道异物　　B. 鼻腔异物　　　C. 咽喉部异物　　　　D. 呼吸道异物

9. 以下根据骨折发生的部位命名症状的是(　　　　)。
   A. 开放性骨折　　B. 四肢骨折　　　　C. 不连续骨折　　　　D. 闭合性骨折

10. 教师在组织幼儿游戏活动前应注意的事项中,表述不正确的是(　　　　)。

    A. 活动前先检查游戏场地和设施设备的安全

    B. 教育幼儿树立安全意识,学会保护自己

    C. 教师提前做好安全防护工作

    D. 若排除隐患后,教师可以放心让幼儿玩耍,不必监护

三、判断题

1. 幼儿园意外伤害事故只发生在幼儿在园期间的一日活动中。　　　　　　　　　(　　　)

2. 体罚是一种教育手段。　　　　　　　　　　　　　　　　　　　　　　　　(　　　)

3. 在扎伤的处理中,需要用消毒过的针或镊子顺着刺的方向把刺全部挑、拨出来,不要有残留,最后用酒精或碘伏消毒。　　　　　　　　　　　　　　　　　　　　　　　　　　　　　(　　　)

4. 如果幼儿头部摔伤未见出血,幼儿就可以正常游戏玩耍不用做特别处理。　　　(　　　)

5. 幼儿园意外伤害事故是不可避免的。　　　　　　　　　　　　　　　　　　(　　　)

四、论述题

    户外活动即将结束,幼儿有的开始追逐玩耍,有的坐在草丛里休息,有的跟随主班张老师准备排队……这时,另一个班的李老师带着幼儿途经这里,张老师热情地打招呼,两人还就近期班上的出勤情况聊了两句。突然,喃喃跑来告状,说文文将小石子往耳朵里放,张老师急忙跑过去制止,但文文已经将石子放进耳道里。张老师着急地责备文文为什么要这样做,还告诉他石子取不出来的话要去医院开刀做手术,文文吓得哭了起来。保育老师也着急地翻看文文的耳朵,想确定一下石子的位置,但是石子已经到了耳道较深的部位,张老师赶忙前往保健室治疗。

    上述案例中,张老师的失误之处有哪些?请谈一谈正确的做法。

主要参考文献

［1］贺晓兴.教育管理辞典［M］.2版.海口:海南出版社,2002.

［2］欧新明.学前儿童健康教育［M］.北京:教育科学出版社,2003.

［3］张欣.幼儿园工作流程图解［M］.上海:复旦大学出版社,2019.

［4］石瑞.食品营养学［M］.北京:化学工业出版社,2012.

［5］中国营养学会.中国居民膳食指南(2022)［M］.北京:人民卫生出版社,2022.

［6］葛可佑.中国营养师培训教材［M］.北京:人民卫生出版社,2005.

［7］中国就业培训技术指导中心.公共营养师［M］.北京:中国劳动社会保障出版社,2012.

［8］孙桂香,姜丽英.流行病学［M］.南京:东南大学出版社,2016.

［9］劳凯声,孙云晓.新焦点:当代中国少年儿童人身伤害研究报告［M］.北京:北京师范大学出版社,2002.

［10］郑雪娟.昆明市西山区幼儿园卫生保健人员专业发展现状及对策研究［D］.云南师范大学,2016.

［11］邱双燕.深圳市托幼机构卫生保健工作和儿童营养状况调查研究［D］.南方医科大学,2015.

［12］张利.邯郸市区省级示范幼儿园儿童膳食状况调查与评价［D］.河北工程大学,2015.

［13］王瑞娟.义务教育营养改善计划对农村学生营养饮食行为的影响［D］.郑州大学,2015.

［14］李勇.中国手足口病动力学模型与数据模拟［D］.华中师范大学,2014.

［15］魏佳特.新型冠状病毒肺炎多时空尺度流行特征.影响因素及风险预测研究［D］.山东大学,2021:1.

［16］云赛娜.幼儿自我保护策略的研究——探寻提高幼儿自我保护认知与行为的安全教育［D］.内蒙古大学,2010.

［17］刘智成.在园幼儿人身伤害事件的个案研究——以江西省吉安市公办幼儿园为例［D］.西南大学,2007.

［18］许丹.儿童幼儿园膳食结构调查［J］.饮食科学,2018(04):223.

［19］戴金,赵尚志,何淑华,基于社会层面和家庭层面共治的食品安全监管新思路探索［J］.食品安全导刊,2017(03):15.

［20］时卿阁.儿童保健系统管理在儿童早期生长发育中的效果评价［J］.智慧健康,2020,6(27):

44－45.

［21］董美玲,周重阳.春季传染病预防小知识[J].重庆医科大学学报,2022,47(05):498、629.

［22］余永燕.近代中医防治传染病重大创新之一——对"猩红热"病的认识与防治[J].中华中医药杂志,2005,20(12):716－718.

［23］刘波,刘红旗.人诺如病毒最新研究进展[J].中国医药导报,2017,14(12):60－64.

［24］李义玲.大柴胡汤治疗胆道蛔虫病20例[J].四川中医,2002(01):39.

［25］徐殷,吴劲,宁远林.学龄前儿童意外伤害调查分析[J].实用预防医学,2007,14(6):1776－1777.

［26］姜锋,周建华.高校突发公共卫生事件应对研究[J].人口与社会,2014,30(2):77－80.

［27］李淑芬.不同护理模式对骨折患者情绪状态影响研究[J].医学信息,2011,24(3):1571.

［28］刘小明.消肿止痛膏治疗软组织损伤30例[J].中国药业,2012,21(16):99.

［29］中华人民共和国卫生部办公厅.托儿所幼儿园卫生保健工作规范[Z],2012.

［30］托儿所幼儿园卫生保健工作规范.中国妇幼卫生杂志,2012,3(5):18.

图书在版编目(CIP)数据

幼儿园保健保育工作指导/张欣主编. —上海：复旦大学出版社，2023.4
ISBN 978-7-309-16772-6

Ⅰ.①幼… Ⅱ.①张… Ⅲ.①幼儿园-卫生保健②幼儿园-工作 Ⅳ.①R175②G617

中国国家版本馆 CIP 数据核字(2023)第 036682 号

幼儿园保健保育工作指导
张 欣 主编
责任编辑/夏梦雪

复旦大学出版社有限公司出版发行
上海市国权路 579 号 邮编：200433
网址：fupnet@ fudanpress.com http://www.fudanpress.com
门市零售：86-21-65102580 团体订购：86-21-65104505
出版部电话：86-21-65642845
上海丽佳制版印刷有限公司

开本 890×1240 1/16 印张 10 字数 282 千
2023 年 4 月第 1 版
2023 年 4 月第 1 版第 1 次印刷

ISBN 978-7-309-16772-6/R·2037
定价：45.00 元